기초부터 탄탄하게,
**처음 듣는
의대 강의**

기초부터 탄탄하게,
처음 듣는
의대 강의

**의대 지망생과
일반인을 위한
의학 수업**

안승철 지음

궁리
KungRee

　첫 출석을 부른다. 이제 막 본과에 진입한 학생들의 모습은 어느 학번이나 다 똑같다. 얼굴이 잔뜩 굳어 있다. 예과에 처음 들어왔을 때의 자신감 넘치는 모습은 온데간데없고 마치 고등학교 1학년 첫 수업시간 같다. 고등학교 때는 모두가 1등을 놓치지 않던 친구들인데 이제 이들 중 누구는 1등이 되고 또 누구는 유급을 당할 것이다. 자, 또 새로운 경쟁의 시작이다.

　의대는 성적이 장래의 전공을 결정한다. 당연히 경쟁이 심하다. 내가 학생 때 소위 족보(기출문제)를 같은 동아리 친구들끼리만 돌려 보는 건 애교 수준이었다. 가짜 족보를 퍼뜨리거나 시험을 딱 한 시간 남겨놓고 정체불명의 족보를 도서관에 던지고 사라져 불안감만 극대화시키는 친구까지 있었으니 말이다. 세월이 흘러 요즘 학생들은 공동으로 족보를 만들어 대응하지만 그렇다고 개개인의 공부 양이 줄어드는 건 아니다. 암기할 양이 늘어가고 항상 수면부족에 시달리다 보면 몇몇 아이들이 뒤로 처지기 시작한다. 지각을 하거나 수업에 빠지고 늦게 들어와 뒤에 앉는다. 그리고 그 자리가 고정석이 된다. 자리에서 변화가 보이지 않아도 성적에서 티가 난다. 분명 죽어라 공부를 하는 것 같은데 계속 저공비행을 한다. 그리고 교수들도 그 학생들의 이름을 기억하게 된다.

내 과목도 마찬가지다. 분명 전국 상위 몇 % 안에 들었던 친구들인데 주관식 문제의 답지가 하얗다. 답이라고 쓴 건 족보에 나와 있는 다른 문제의 오답이다. 시험범위가 한정되어 있고 기본적인 출제 내용이 사실 크게 다를 수가 없는 데도 그렇다. 빤한 부분에서 문제를 내다보니 좀 꼬아내는 경우는 있지만 아무리 그래도 그렇지 미분·적분 문제도 아니고 용어 몇 개, 개념 조금 외우면 되는데 말이다.

그런 친구 중 일부는 단지 오지 않을 곳을 와서 힘들어한다. 수학을 잘하고 남들보다 성적이 좋은 이과생이라면 의대가 최종 종착지가 된다. 본인이 원해서일 수도 있지만 대부분은 부모님의 희망인 경우가 많다. 자기가 의대 공부에 적합한 사람인지 그렇지 않은 사람인지에 대한 고민 없이 이과 전교권은 일단 의대 원서를 쓰는 것을 당연하게 여긴다고 한다.

"의학은 절대 내 취향이 아냐!"라고 외치는 경우만 아니라면 사실 의대 수업이 정말 극복 못할 만큼 어려운 건 절대 아니다(모든 이름을 다 외워야 하는 해부학도 예외가 아니다). 학문적 매력도 충분하다. 겉으로 보면 대단히 어렵고 이상한 용어를 끝없이 외워야 하는, 지극히 무료한 학문 같지만 조금만 들여다보면 끝없는 방황 속에서 찾아낸 재미있는 과학적 사실들로 가득 차 있음을 알게 된다. 의학을 발전시켜 온 숱한 연구자들이 헤맸던 얘기들을 들어보면, 에이 뭐 이런 걸 몰랐어 하는 말도 쉽게 할 수 있을 것이다. 그런데 그런 얘기들은 수업시간에 잘 듣지 못한다. 사실 교수들이라고 그런저런 의학사적 지식을 다 알 수는 없는 노릇이다. 설사 그런 내용을 좀 알아도 학생들에게 맘 편히 얘기할 만큼 시간이 많은 것도 아니다. 항상 시간에 쫓겨 진도 나가기도 바쁘다. 새로운 학기가 시작되고 그렇게 정신없이 몇 달 지나면 일부 학생들이 교실 맨 뒤에 자리를 잡는다. 대다수의 학생들이 잘 견디는데 뭘, 그 친구들이 특이한 거지 그렇게 말하고 싶어도 교수가 그 책임에서 자유롭긴 어렵다. 강의가 좀 더 재미있고 더 쉽게 다가갈 수 있었다면 결과가 달라졌을 수도 있지 않을까?

강의내용이 만만치 않다는 사실은 의대생이 아닌 타 단과대학 학생들을 만나게 되면 더 쉽게 깨닫게 된다. 몇 해 전부터 나는 〈비전공자들을 위한 생리학〉이란 교양강좌를 통해 일반 대학생들에게도 의학을 가르치기 시작했다. 강좌를 연 후 몇 년 동안 수강생들이 내게 던진 가장 큰 불만은 '너무 어렵다'였다. 비전공자들이 대상이어서 난이도를 낮춘다고 낮추었지만 여전히 '의댓물'이 빠지지 않았던 거다. 그 경험은 내게 어떻게 하면 의대생을 포함한 학생들에게 강의내용을 더 쉽게 전달할 수 있을까 하는 고민을 안겨주었다. 이 책은 그러한 고민이 낳은 결과물이다.

아직도 많은 아이들이 의대를 지원한다. 어릴 때부터 의사를 쉽게 접해본 아이들이라 의사라는 직업에 대한 지식은 많다. 요즘은 의사도 흔해서 몇 다리만 건너면 의사를 가족으로 둔 집을 쉽게 만날 수 있다. 인터넷만 열면 의료정보도 넘쳐난다. 하지만 도대체 의대에서 뭘 배우는지, 의학이란 무엇인지에 대해서는 대부분 잘 모른다. 해부나 하고 뼈다귀 이름이나 들입다 외우는 곳이란 정도만 알고 있다. 그리고 그런 상태에서 단지 국어, 영어, 수학을 잘했다는 이유만으로 아이들은 의대생이 된다. 그렇게 의대생이 된 상위 몇 %의 아이들 중 몇몇은 어김없이 의대에 적응 못 하고 방황한다. 나는 이 책을 통해 미래에 의대생이 되고자 하는 초·중·고생에게 의학이란 어떤 것인지 조금 맛을 보여주고 싶다. 의대수업을 듣는 재학생들이 함께 읽어도 도움을 받을 수 있을 것이다. 물론 의학에 대한 순수한 호기심을 가진 일반인들도 독자가 되어주었으면 한다.

비전공자들을 대상으로 하다보니 여러모로 부족한 점이 많다. 자세한 부분은 많이 생략하고 뼈대만 제시하려고 노력하다보니 그렇게 되었다. 하지만 전체적인 흐름은 파악할 수 있으리라 믿는다. 내용의 대부분은 생리학적 시각에서 인체를 어떻게 이해할 것인지에 할애했다. 의학의 발전을 위해 선배 연구자들이 어떤 자세를 가졌는지, 그리고 어떤 노력을 했는지도 조금 실었다. 어떤 친구는 이 책을 보고 의대에 대한 동경을 더 키울 수도 있을 것이고 또 어떤 친구는 '어휴, 이런 내용을 배우는 거야?' 하고 진로를 재설정할지도 모른다. 어떤 방향이건 이 책이 학생들의 장래를 설계하는 데 조금이라도 도움이 되었으면 한다. 그리고 혹시라도 이 책이 너무 어렵다고 생각되면 언제든지 알려주길 바란다. 나의 고민은 이 한 권의 책으로 끝날 수 없고 끝나서도 안 되기 때문이다.

2018년 10월

안승철

차례

11가지 인체의 계(system)

저의 생리학 첫 수업시간 첫 슬라이드는 항상 인체 구성의 층위적 구조에 관한 것입니다. 슬라이드에는 이렇게 나와 있죠.

개체의 구성 : 세포(cell)−조직(tissue)−장기(organ)−계(system)

제가 학생 때 어느 교수님이 이런 내용의 슬라이드를 보여주셨을 때 속으로 '저렇게 재미없는 내용을 첫 슬라이드에 보여줘야 하나?' 그랬습니다. 그런데 지금 제가 그렇게 하고 있습니다. 첫 슬라이드에 대한 학생들의 반응은 옛날의 저와 그리 다르지 않습니다. 심드렁한 표정입니다. 그나마 두 번째, 세 번째 슬라이드가 학생들의 눈에 생기를 조금 불어넣습니다.

두 번째, 세 번째 슬라이드는 계(system)를 종류별로 소개합니다. 계(system)란 특정한 기능을 담당하는 장기(organ)들의 집합을 의미합니다. 소화기계(digestive system)라면 음식물의 소화를 위해 협동

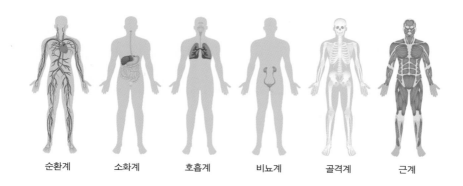

순환계   소화계   호흡계   비뇨계   골격계   근계

하고 있는 입, 식도, 위, 소장, 대장, 간, 췌장 등의 장기들의 집합체를
의미합니다. 자, 그러면 인체에는 몇 가지의 계가 있을까요? 한번 열
거해 볼까요?

    1) 순환계

    2) 소화기계

    3) 호흡계

    4) 비뇨기계

    5) 골격계

    6) 근계

    7) 피부외피계

    8) 면역계

    9) 신경계

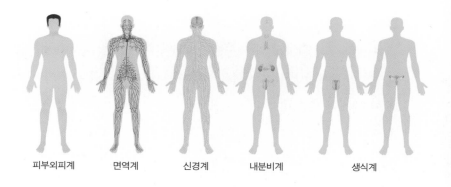

피부외피계   면역계   신경계   내분비계   생식계

10) 내분비계

11) 생식계

이렇게 11가지입니다. 종종 5)와 6)을 합쳐서 근골격계라고도 합니다(이렇게 나누면 10가지 계가 되지요).

사람을 이런 식으로 구분해서 볼 수 있다는 것에 의대생들도 놀랍다는 반응입니다. 사실 이건 일반인들도 다 아는 내용입니다. 우리 주변에서 얼마든지 볼 수 있습니다. 우리가 관심을 갖고 보지 않을 뿐이죠. 병원에 가 보세요. 내과만 해도 순환기 내과, 소화기 내과, 호흡기 내과, 신장 내과, 내분비 내과 등으로 나눌 수 있고 (더 세분됩니다만 더 이상 열거하지 않겠습니다) 외과도 흉부외과, 신경외과, 일반외과, 정형외과 식으로 나누죠. 모두 인체의 계(system)에 따른 분류입니다.

　의학은 이러한 체계 위에 구성된 학문입니다. 비록 완전하지는 않지만 이 체계는 의학적 지식을 설명하는 데 꽤 편리합니다. 이 책도 이 체계에 의존하여 내용을 전개할 예정입니다. 위에서 열거한 계 중 순환계, 소화기계, 호흡기계, 비뇨기계, 신경계, 내분비계만 말씀드리겠습니다. 모쪼록 앞으로의 내용이 여러분들에게 너무 어렵지 않게 다가가길 바랍니다. 자, 그럼 시작해봅시다.

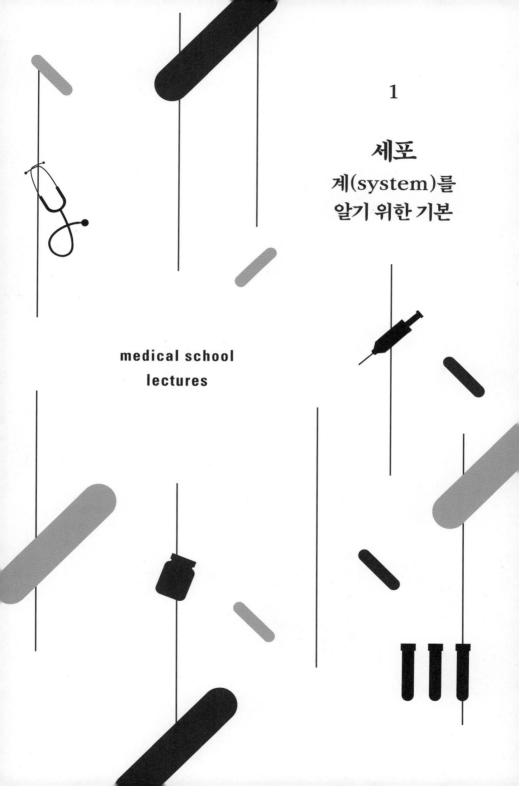

1

세포
계(system)를
알기 위한 기본

medical school
lectures

본격적으로 계(system)에 대한 강의를 하기 전에 세포에 대해서 소개하겠습니다. 계를 이해하려면 세포에 대한 지식이 어느 정도는 있어야 하니까요.

세포막: 작지만 큰 울타리

1980년대에 포카리 스웨트가 출시되었습니다. 환타나 콜라, 주스로 대변되던 음료시장에 '땀(스웨트)'이라는 이름의 음료라니, 정말 충격이었습니다. 물론 그 충격은 '쾌변 요구르트'에 비하면 양반이었습니다만. 포카리 스웨트는 이온음료라는 단어를 통해 '이온'의 존재를 사람들에게 알렸습니다. 포카리 스웨트는 전해질이 뭔지, 땀 속에 어떤 성분이 있는지 무지했던 사람들에게 우리 몸속 '이온'의 존재를 알려주고 전 국민이 '이온'이란 단어를 친숙하게 쓸 수 있도록 해주었죠.

포카리 스웨트 광고처럼 우리 땀에는 이온이 들어 있습니다. 당연히 이온은 피에도 들어 있습니다. 피의 액체성분(보통 혈장이라 부릅니다)에는 그림 1과 같은 이온들이 녹아 있습니다(원은 세포를 나타내고 이온들 옆의 숫자는 몰농도(molar concentration)를 의미합니다). 단위는 mM(millimole=1/1000 mole)입니다.

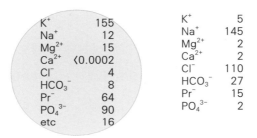

그림 1 · 세포 내외의 이온농도

병원에 가면 링거액이란 수액을 맞죠? 그 용액의 이온 조성도 위 그림 원 밖의 조성과 비슷합니다. 별것 아닌 것 같지만 굉장히 중요합니다. 몇몇 이온의 농도가 조금이라도 달라지면 환자는 아주 위험한 상태가 됩니다. 칼륨이온(K^+)을 예로 들어 설명할까요?

동물실험을 마치고 동물을 죽여야 할 때 대부분 치사량의 마취제를 투여합니다만 때로는 고농도의 염화칼륨(KCl) 용액을 쓰기도 합니다. 고농도의 염화칼륨 용액을 투여하면 동물의 근육은 그 즉시 극도의 수축을 합니다. 모든 근육이 다 그렇게 반응하죠. 호흡근도 심장근육도 예외가 없습니다. 곧바로 호흡이 멎고 심장이 멎습니다. 핏속 칼륨이온의 정상 농도는 3.5~5mM인데 여기서 조금이라도 벗어

기초부터 탄탄하게, 처음 듣는 의대 강의

나면 위험해집니다. 가장 먼저 반응하는 것이 심장이죠. 칼륨이온 농도가 높아지면 심장은 부정맥이 발생하다가 멎을 수도 있습니다.

앞그림의 세포 내 이온 조성은 세포 밖과 완전히 다릅니다. 나트륨이온(Na^+)이 세포 밖의 대표적 양이온이라면 앞서 말했던 칼륨이온은 세포 안의 대표적 양이온입니다. 세포 밖은 대표적 음이온은 염소이온(Cl^-), 세포 안은 인산염이온(PO_4^{3-}) 혹은 단백질입니다. 세포 안과 밖의 조성이 왜 다른지, 왜 달라야 하는지 그 다름의 근본적 이유는 아무도 모릅니다. 세포 안에 칼륨이온 대신 나트륨이온이, 세포 밖에 나트륨이온 대신 칼륨이온이 더 많아도 될 것 같은데 말이죠. 단지 우리가 아는 건 세포막이 이런 조성을 유지하는 데 막대한 기여를 하고 있고 그걸 인체가 살아가는 데 필요한 원동력으로 삼고 있다는 겁니다.

세포막은 두께가 겨우 5nm(1nm=10^{-9}m) 정도에 불과한, 지질이 주성분인 이중막(지질이중막)입니다. 사람 세포의 직경이 작게는 수 μm에서 수백 μm 정도 되니 막의 두께는 1/1000 혹은 그 이하의 수준이군요. 하지만 이 막이 있기에 세포는 살아 있습니다. 작지만 큰 울타리죠.

그림 2에서 동그란 머리에 꼬리가 달린 것이 지질이중막을 구성하는 지질 한 분자의 모형입니다. 동그란 머리는 물과 친한 부분(친수성이라고 해요), 꼬리는 물과 친하지 않은 부분(소수성이라고 하죠)입니다. 지질이중막에는 이런 지질이 옆으로 길게 늘어서 있죠. 이런 막이 물속에 들어가면 물과 친한 부분은 물과 접하고 친하지 않

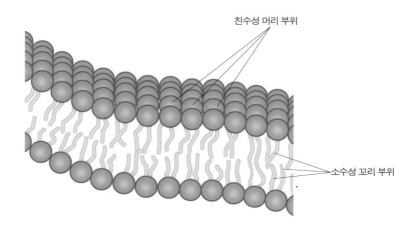

친수성 머리 부위

소수성 꼬리 부위

그림 2 · 지질이중막

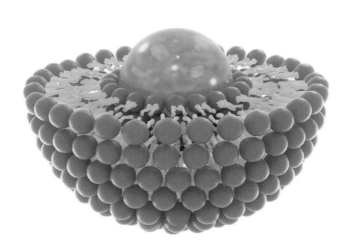

그림 3 · 세포 모형

은 부분은 물을 피해 막의 내부에 숨습니다. 세포 안과 밖에 물이 다 있으니 지질이중막은 물속에서 그림 3처럼 구형에 가까운 형태를 이루게 되죠.

세포막은 세포 밖과 안을 나누는 중요한 경계입니다. 세포 안의 이온들은 이 막을 통과해 세포 밖으로 나가기가 쉽지 않습니다. 특별한 통로가 없는 한 말입니다. 세포 밖과 세포 안의 이온 조성이 다른 상태로 유지가 되는 것도 바로 이러한 이유 때문입니다.

그럼 세포 안과 밖의 조성은 영원히 변하지 않을까요? 세포가 태어나서 세포 안의 조성이 정해지면 죽을 때까지 그대로 유지될까요? 아뇨. 그럴 리가 있나요. 살아 있는 세포가 아무 변화 없이 죽은 듯 있을 순 없겠지요. 물리화학적 법칙도 한몫합니다. 자연의 모든 것이 높은 곳에서 낮은 곳으로 흐르듯 농도 또한 마찬가지입니다. 칼륨이온의 농도는 세포 밖보다 안이 높고 나트륨이온 농도는 세포 안보다 밖이 높습니다. 자연스레 세포 안의 칼륨이온은 밖으로 나가려고 하고 세포 밖의 나트륨이온은 안으로 들어오려고 합니다. 세포막은 그걸 못 하게 막죠. 항상 막지는 않아요. 필요할 때는 통과시켜 줍니다. 단, 통과시켜줄 때는 특별한 통로를 통해서만 허락하죠. 우린 그 통로를 이온통로라고 불러요.

막에 있는 이온통로는 마치 그림 4처럼 생겼다고 생각하죠. 이 이온통로는 일종의 단백질이고 특별한 자극을 받으면 열려요. 그때 이온들은 자신들만의 통로를 이용해서 빠져나가거나 들어오죠. 사실 세포막에는 이런 단백질들이 많이 있습니다. 세포막이 단순한 벽 구

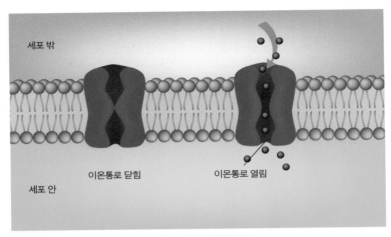

세포 밖

세포 안

이온통로 닫힘   이온통로 열림

그림 4 · 세포막 이동통로

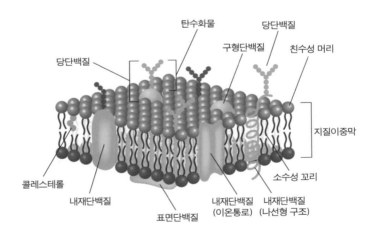

탄수화물   당단백질

당단백질   구형단백질   친수성 머리

지질이중막

콜레스테롤   소수성 꼬리

내재단백질   내재단백질   내재단백질
                              (이온통로)   (나선형 구조)
        표면단백질

그림 5 · 세포막 단백질

조물이 아니고 여러 기능을 할 수 있는 건 모두 세포막에 존재하는 이런 단백질들 덕분입니다. 단백질들은 세포막 속에 박혀서 여기저기 흩어져 있죠. 그림 5처럼 말입니다.

이 단백질들은 기능에 따라 불리는 이름이 다릅니다. 펌프, 교환기, 수용체 등 종류도 많습니다. 저는 의대에서 생리학 수업을 처음 들으면서 이런 단백질 중 펌프라 불리는 단백질에 대해서 들었을 때 속으로 '흥, 실체도 없으면서 잘 모르니 그냥 붙여놓은 이름 아냐?' 그랬습니다만 그건 제가 몰라서 그랬던 거죠. 기능과 구조가 밝혀져 요즘 약들은 이 단백질들을 타깃으로 하는 경우가 많습니다. 예를 몇 가지 들어볼까요?

1. 강심제(digitalis)

이 약은 최근에 개발된 건 아니에요. 오래전부터 써왔죠. 1785년 윌리엄(William Withering)이라는 의사가 쓴 『부종과 다른 질환에 대한 폭스글로브의 의학적 효과: An account of the foxglove, and some of its medical uses: with practical remarks on dropsy, and other diseases』에서 자세히 소개되었고 그 이후로 서양의학에서 즐겨 쓴 몇 안 되는 약 중 하나였으니 말입니다. 현대에 와서 작용기전이 밝혀졌다고 얘기하는 것이 맞겠습니다. 제가 좋아하는 『명탐정 홈즈』에도 등장하는 약입니다. 〈셜록 홈즈, 차가운 복수〉 편에서는 범인이 홈즈의 담배에 이 약을 넣어 홈즈를 죽이려 하는 내용이 나옵니다.

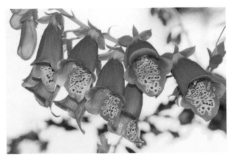

그림 6 · 폭스글러브

디기탈리스 혹은 디지탈리스, 디곡신 등의 이름으로 불리는 이 약은 폭스글러브라는 식물에서 얻습니다. 다음 백과사전에서는 *Digitalis purpurea*라는 학명, 모지황, 양지황, 양지황엽이란 본초명,

그리고 먹으면 구토와 설사, 마비, 심장마비가 발생할 수 있다는 설명을 볼 수 있습니다. 그림 6은 약초 사진입니다.

이 약이 작용하는 부위가 심장의 나트륨펌프(Na-pump)입니다. 이 펌프는 세포 밖에 있는 나트륨이온이 세포 안으로 들어오면 세포 밖으로 퍼내는 작용을 하는데 디지탈리스는 이 펌프를 억제합니다. 펌프가 억제되어 세포 내에 나트륨이온이 쌓이면 심장세포는 나트륨이온을 퍼내기 위해 나트륨/칼슘 교환기(Na/Ca exchanger)라는 또 다른 단백질을 사용합니다.

이 교환기는 나트륨이온을 세포 밖으로 또는 안으로 이동시킬 때 칼슘이온을 세포 안으로 혹은 세포 밖으로 보내게 됩니다. 나트륨이온과 칼슘이온을 맞교환하는 것이죠. 나트륨/칼슘 교환기가 나트륨이온을 세포 밖으로 보내는 양이 늘어나면 세포 밖 칼슘이 세포 내로 들어오는 양도 늘어납니다. 세포 내 칼슘이 늘어나면 심장근육은 더 강하게 뜁니다. 심장근육세포가 수축할 때 칼슘을 필요로 하기 때문입니다. 이것이 강심제가 일하는 방식입니다(그림 7). 스코우

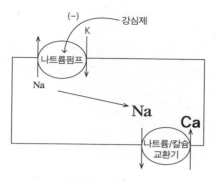

그림 7 · 강심제의 작용

(Jens C. Skou)는 이 나트륨펌프를 연구해서 1997년 노벨 화학상을 받았습니다.

2. 오메프라졸(omeprazole: 위산 억제제)

2006년 혹은 2007년이었을 겁니다. 며칠째 소화가 잘 되지 않고 속이 쓰려서 병원에서 위 내시경 검사를 했었죠. 위궤양이었습니다. 2004년 미국 연수 때 고생하며 얻은 병이 도졌더군요. 우리나라에서 위궤양은 흔한 병입니다. 건강하지 않은 음주문화에 자극적인 음식들, 게다가 스트레스까지. 건강한 위를 가지는 게 오히려 이상할 정도입니다.

그래서일까요? TV 광고엔 속쓰림을 달래는 약들이 자주 나옵니다. 가장 대표적인 약이 겔포스(gelfos)죠. 들어보셨죠? 잔탁(zantac)이니 큐란(curan) 같은 약도 아마 들어보셨을 겁니다. 겔포스는 위점막을 보호하는 약이고 잔탁이나 큐란은 위산 분비를 억제하는 약입니다. 잔탁이나 큐란처럼 대중적으로 유명하지 않지만 위산 분비를 억제하는 오메프라졸(omeprazole)이란 약도 있습니다.

위산은 산도가 1~3에 이르는 강산입니다. 산도(pH)는 수소이온 (H⁺)의 농도에 의해 결정되는데 수소이온 농도가 높을수록 강산이 죠(강산일수록 산도(pH)는 낮습니다: $pH=\log_{10}(1/[H^+])$, $[H^+]$=수소이온농도). 그런데 오메프라졸은 위 점막에 있는 수소이온 펌프(이것도 막에 있는 단백질입니다)를 억제해서 수소이온이 아예 나오지 못하도록 억제하는 약입니다.

3. 칼슘통로 차단제(calcium channel blocker: 고혈압 약)

칼슘통로 차단제는 고혈압이 있는 환자들에게 주로 처방됩니다. 한국 화이자(pfizer)에서 나온 노바스크(norvasc)라는 이름의 혈압약도 칼슘채널 차단제입니다. 세포막은 세포 안과 밖을 구분하는 경계이고 세포 안팎의 이온들은 이 막을 쉽게 넘나들 수 없다고 말씀드렸습니다. 각 이온은 자신만의 고유한 통로를 가지고 있습니다. 나트륨이온은 나트륨이온만의 통로를, 칼륨이온은 칼륨이온만의 통로를 가지고 있죠. 칼슘이온(Ca^{2+})도 마찬가지입니다. 칼슘이온의 통로를 칼슘통로 또는 칼슘채널(channel)이라고 합니다.

혈압이 올라가는 여러 이유 중 하나는 혈관이 수축하기 때문입니다. 정확하게 말하면 혈관의 평활근이 수축하기 때문이죠. 앞에서도 말씀드렸듯이 근육의 수축에는 칼슘이 필요합니다. 칼슘채널 차단제는 세포막에 있는 칼슘채널을 막아서 혈관 평활근 내로 칼슘이 들어가지 못하도록 막습니다. 그렇게 되면 혈관의 긴장도가 떨어지면서 혈압도 떨어지게 되죠.

세 개의 단백질만 예로 들었습니다만 세포막에는 아직도 밝혀지지 않은 수많은 단백질들이 있습니다. 이 단백질들이 세포의 기능을 좌지우지한다고 해도 과언은 아닙니다.

세포막 전압: 생명 에너지?

불안감에 떨며 나는 내 발치에 누워 있는 '이것'에 생명의 불꽃을 불어넣을 도구들을 챙겼다. 벌써 새벽 한 시였다. 빗방울이 음산하게 유리창을 두드리고 초가 거의 다 꺼져가고 있을 때 나는 보았다. 내가 만든 '그것'이 둔하고 노란 눈을 번쩍 뜨는 것을. 그리고 '그것'은 숨을 격하게 몰아쉬었다. 사지의 근육은 심하게 경련하며 수축하기 시작했다

－『프랑켄슈타인』 중에서

『프랑켄슈타인』(1818년)에 나오는, 괴물이 처음으로 깨어나는 장면입니다. 이 작품이 만들어지기 26년 전, 이탈리아 과학자인 루이기 갈바니(Luigi Galvani)가 『De Viribus Electricitatis in Motu Musculari(On Electrical Powers in the Movement of Muscles : 근육의 움직임에 대한 전기력에 관하여)』라는 책을 출판하죠. 이 책에서 갈바니는

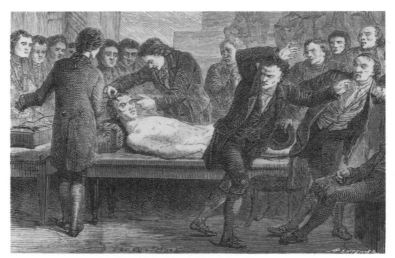

그림 8 · 지오바니 알디니의 실험: 사체에 전기자극을 가하다.

몸통이 잘려 허리와 다리만 남은 개구리에 전극을 갖다 대었을 때 개구리 다리가 수축했다는 실험결과를 발표하면서 전기가 생명에너지와 관계있다고 주장합니다. 소설 『프랑켄슈타인』은 갈바니의 영향을 많이 받은 것으로 알려져 있죠. 『프랑켄슈타인』에 나오는 장면과 갈바니의 실험 이미지가 상당히 겹치지 않나요? 사실 『프랑켄슈타인』 속 괴물의 탄생 장면과 더 비슷한 이미지는 갈바니의 조카였던 지오바니 알디니(Giovanni Aldini)의 실험에서 찾을 수 있습니다.

알디니는 갈바니가 발견했던 생명 전기현상에 매료되어 전기를 이용한 실험과 연구에 매진했습니다. 그가 했던 실험 중 가장 유명한 것이 아마 교수형에 처해졌던 조지 포스터(George Foster)에게 행

기초부터 탄탄하게, 처음 듣는 의대 강의

했던 실험이었을 겁니다(그림 8). 기록에는 "전기자극을 얼굴에 가하자 시신의 턱이 떨리기 시작했고 턱과 연결된 근육이 무섭게 뒤틀렸다. 심지어 시신은 한쪽 눈을 뜨기까지 했다. 실험이 더 진행되는 동안 시신의 주먹 쥔 오른손이 들렸고 다리가 움직이기 시작했다"라고 나와 있습니다. 어떻습니까? 『프랑켄슈타인』 속 이미지와 딱 맞아떨어지지요.

갈바니는 전기현상이 생명체 안에 있다고 주장했지요. 그러나 이 이론은 볼타(Alessandro Volta)에 의해 수정될 수밖에 없었습니다. 볼타는 전기가 생명체 안에 있었던 것이 아니며 생명체(개구리의 다리)는 단지 전도체의 역할만 했을 뿐이라고 주장했습니다. 현대의 시각에서는 두 사람의 이론이 모두 맞습니다만 그 당시에는 볼타의 주장이 좀 더 사람들의 지지를 받았다고 할 수 있습니다.

생명이란 무엇인가라는 질문은 참 대답하기 어렵습니다. 중세의 과학자들이나 현대의 과학자들 모두에게 이 질문은 참 난해합니다. 갈바니의 이론도 이 질문에 대한 대답 중 하나인 셈이죠. 우리는 살아 있는 것과 살아 있지 않은 것의 차이는 압니다. 그러나 무엇이 생명체를 살아 있게 하는지에 관해서는 알지 못합니다. 물론 어느 정도는 압니다. 산소가 없으면 죽는다. 혹은 에너지를 만드는 원료가 없으면 죽는다. 그런 정도입니다. 그러나 그 이상은 모릅니다. 사실 살아 있다는 것과 죽었다는 것도 확실하게 구별하지 못하는 경우도 있습니다.

뇌사(腦死)를 예로 들어볼까요? 뇌사는 뇌가 죽은 것을 말하죠.

그러나 그 외의 장기는 여전히 살아 있는 상태입니다. 여기서 살아 있다는 것은 장기가 제 기능을 하고 있다는 뜻입니다. 인체를 이루는 대다수의 장기가 제 기능을 하고 있는데 뇌가 죽었다는 이유로 개체가 죽었다고 판정하는 것, 어떻게 생각하세요? 쉽지 않은 문제입니다.

세포 수준에서 생각해볼까요? 저는 가끔 수업시간에 학생들에게 이런 질문을 합니다. "과학자들은 세포도 죽는다고 표현한다. 그럼 세포가 죽는다는 것을 어떻게 규정할 수 있을까?" 때로는 이런 질문도 합니다. "세포에도 영혼이란 게 있을까?" 대답이 나오리라고 기대하고 던진 질문은 아닙니다. 지금껏 대답을 하는 학생도 없었습니다. 저도 대답하긴 어렵습니다. 개체의 삶과 죽음의 문제처럼 세포에서도 삶과 죽음에 대한 근본적 질문은 답하기 어렵습니다. 하지만 죽은 세포와 살아 있는 세포의 차이는 알고 있습니다. 실험적으로도 구분이 가능합니다. 어떤 염료는 죽어 있는 세포의 세포막은 잘 투과하기 때문에 염색이 가능하지만 살아 있는 세포의 세포막은 투과할 수 없어 염색이 되지 않습니다. 세포막에 존재하는 전압도 살아 있는 세포와 죽어 있는 세포의 차이 중 하나입니다.

세포막은 지질이중막이라고 했었죠. 지질이중막을 구성하는 지질 분자들의 구성은 세포 외부를 접하고 있는 부분과 세포 내부를 접하고 있는 부분이 조금 다릅니다. 그리고 세포 외부와 내부에 존재하는 이온들의 구성도 다르죠. 이러한 조건에서 지질이중막을 사이에 두고 양전하와 음전하는 서로 마주 보는 것처럼 분포하게 됩니

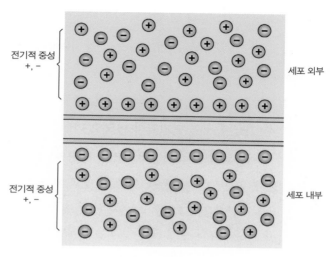

전기적 중성
+, -

세포 외부

전기적 중성
+, -

세포 내부

그림 9 · 세포막을 경계로 한 이온분포

다(그림 9).

살아 있는 모든 세포는 이처럼 세포막을 사이에 두고 양전하와 음전하가 분리되어 있습니다. 전극을 이용하면 막전압을 측정할 수도 있습니다. 그 값은 세포마다 다르지만 대략 -60mV~-100mV 정도입니다. (-)가 붙은 이유는 세포 표면을 기준으로 잡아서 그렇습니다(세포 표면의 전압을 0mV로 잡았다는 의미). 즉, 세포 내부가 세포 표면에 비해 음전압을 가지고 있다는 뜻이죠 (막전압=세포 내부의 전압-세포 외부의 전압). 건전지로 치면 마치 양극과 음극이 나뉜 것처럼 보이지 않으세요? 그래서 이런 경우를 분극되어 있다고 (polarized) 하죠. 만약 세포 내부에 분포한 음전하가 양전하로 바뀌면 분극된 정도가 약해지겠죠. 이 경우를 탈분극(de-polarized)이라 부릅니다. 반대로 세포 내부에 음전하가 더 많아지면 분극된 정도가 더 심해진다고 할 수 있습니다. 이 경우는 과분극(hyper-polarized)이라 표현하죠.

세포막의 전압은 항상 일정할 수 없습니다. 분극된 정도를 바꿀 수 있는 적합한 자극이 오면 막전압이 변하고 막전압이 변하면 그에 따른 반응이 나타납니다. 세포들에 막전압이 존재한다는 사실은 자극에 반응할 수 있는 기반이 마련되어 있는 것과 마찬가지입니다. 생명현상의 많은 부분은 세포의 전기적 반응으로 설명할 수 있기 때문입니다. 그런 측면에서 세포막 전압은 생 에너지의 중요한 요소라고 할 수 있습니다.

데카르트(René Descartes)는 인체를 외부 자극에 반응하는 기계로 생각했습니다. 근육이 작동하는 방식에 대해 데카르트는 "외부 자극이 피부를 움직이면 피부가 신경에 있는 필라멘트를 잡아당겨 뇌실(뇌에 있는 공간)의 밸브가 열리게 되는데 그렇게 되면 뇌실에 들어 있던 생기(生氣: 데카르트식 표현은 동물의 영〔animal spirit〕)가 방출되어 신경을 타고 근육으로 전달되어 근육이 수축하게 된다"고 주장했었죠. 데카르트의 주장을 현대의 의학용어로 옮기면 "외부 자극이 뇌로 전달되면 뇌의 운동영역의 세포가 흥분하게 되고 이 세포에서 발생한 활동전압이 척수를 타고 근육에 전달되어 근육을 수축시킨다"로 바꿀 수 있습니다. 여기서 말하는 활동전압은 세포막 전압의 일종입니다. 그러니 데카르트가 생각한 생기, 즉 동물의 영(animal spirit)은 전기에너지와 동일한 개념이라 할 수 있습니다.

얘기가 좀 길어졌네요. 이왕 나온 것 세포막 전압의 변동을 보여주는 활동전압에 대해서도 좀 애기를 하고 갑시다.

활동전압

세포막의 전압은 항상 일정하게 유지되지 않습니다. 특정한 자극에 의해서, 혹은 특정한 자극이 없더라도 막전압은 변할 수 있습니다. 신경세포나 심장세포처럼 흥분성 세포들에서 이런 경향을 잘 볼 수 있죠. 신경세포에 일정 크기 이상의 전류를 흘리면 신경세포의 막전압은 0mV 이상으로 급격히 오른 후 다시 원래 전압으로 돌아갑니다(그림 10). 이처럼 급격한 탈분극을 보이는 세포막 전압을 활동전압(action potential)이라 부릅니다.

1900년대 초부터 사람들은 활동전압의 존재를 알고 있었습니다. 베른슈타인(Julius Bernstein)이란 학자는 활동전압이 어떻게 만들어지는지에 대한 이론도 제시했습니다. 하지만 이 활동전압의 비밀이 완전히 풀리기 위해서는 호지킨과 헉슬리(Alan Lloyd Hodgkin, Andrew Huxley)라는 두 걸출한 연구자와 약 40년의 세월, 그리고 오징어가 필요했습니다.

두 학자가 오징어를 사용하게 된 이유는 오로지 오징어의 신경이 굵어서였습니다. 굵기가 0.5mm나 되었거든요(독자분들은 그게 뭐 굵냐고 생각하실 수도 있겠습니다). 하지만 오징어의 신경은 그 당시까지

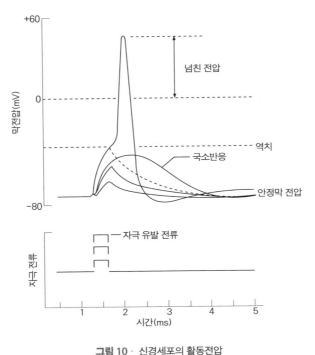

그림 10 · 신경세포의 활동전압

알려진 가장 굵은 신경이었고 그 정도 굵기면 신경에 전극을 삽입하는 것이 가능했거든요(그림 11). 사람들은 오징어의 신경이 굵다는 것을 강조하기 위해 giant란 수식어까지 붙이죠(squid giant axon). squid는 오징어, axon은 신경의 축삭이란 뜻입니다. 그림 12는 호지킨과 헉슬리가 오징어 신경을 이용해서 처음으로 기록한 활동전압입니다.

호지킨과 헉슬리는 활동전압이 만들어지는 원리를 오징어 신경

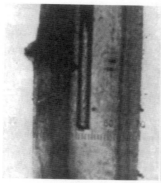

그림 11 · 오징어 축삭에 삽입된 전극

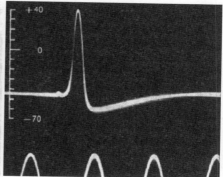

그림 12 · 활동전압

안으로 신경 밖에 있는 나트륨이온이 들어오는 것으로 설명했습니다. 막전압은 세포막을 경계로 이온들이 불균등하게 분포하고 있기 때문에 생긴다고 했었죠? 세포막 안쪽은 음이온이 더 많은 상태였구요. 이 상태에서 세포막 안쪽으로 (+) 전하를 가지고 있는 나트륨이온이 들어오면 -60~-100mV에 이르는 막전압은 점점 더 (+)쪽으로 움직이게 됩니다. 나트륨이온도 세포 안으로 끝없이 들어올 수는 없습니다. 세포막 안쪽에 나트륨이온이 많아지면 많아질수록 들어오기 어렵게 됩니다. 양이온끼리는 밀어내기 때문이죠. 나트륨이온이 들어오는 기세가 꺾일 때쯤 나트륨통로는 닫히게 됩니다. 그리고 세포 안에 있던 칼륨이온이 나가기 시작합니다. 세포 안이 (+)전압을 가지게 되니 (+)전하를 띤 칼륨이온이 전기력에 의해 밀려나가게된 거죠. (+)로 변한 세포막전압이 칼륨통로를 열어주기 때문에 가능한 일입니다. 칼륨이온이 밖으로 나가기 시작하면 (+)쪽으로 움직

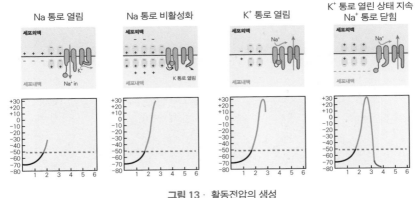

그림 13 · 활동전압의 생성

였던 막전압은 서서히 (−)쪽으로 움직이다가 나중에는 원래의 막전압으로 돌아오게 되죠(그림 13).

호지킨과 헉슬리의 가장 빛나는 업적은 이 활동전압을 수학적으로 풀이했다는 것입니다. 두 학자는 활동전압과 관련하여 다섯 편의 논문을 냈는데 마지막 5번째 논문에서 활동전압을 함수를 이용하여 그리는 데 성공합니다. 컴퓨터 프로그램에 어떤 함수를 주면 그래프를 그릴 수 있잖습니까? 예를 들면 $Y=X^2$의 그래프를 컴퓨터 프로그램을 이용해서 그리는 것 같은 일을 말합니다. 두 학자는 활동전압과 관련된 변수를 정하고 그 변수들을 이용해서 함수를 만들어냈고 그 함수를 이용하여 활동전압의 모양과 유사한 그래프를 그려냈습니다.

과학의 힘은 예측 가능성에 있습니다. 이론을 만들고 그 이론이 맞는지를 보려면 그 이론으로 어떤 현상을 설명할 수 있어야 합니다. 호지킨과 헉슬리는 자신들이 만든 함수를 통해 활동전압과 비슷한 모양을 만들어냈습니다. 그 함수에 사용된 변수들은 모두 활동전압을 만들어내는 나트륨통로와 칼륨통로와 관련된 것입니다. 함수를 통해 각 이온통로의 상태를 수학적으로 설명한 것이죠. 호지킨과 헉슬리는 이온통로의 구조를 밝히지는 못했지만 각 통로의 순간적 상태를 들여다볼 수 있는 창을 제공했습니다. 과학과 지성의 힘이란 바로 이런 것입니다.

대학에서 활동전압을 강의하면 항상 호지킨과 헉슬리의 모델을 사용합니다. 그러다보니 학생들은 활동전압이 신경에만 있는 줄 압니다. 그럴 수 없지요. 활동전압은 많은 세포에서 관찰할 수 있습니다. 근육세포에도, 심장세포에도 있습니다. 활동전압이 생성되는 데 참여하는 이온통로는 조금씩 달라도 활동전압은 많은 세포에 존재합니다. 독자들도 오해하지 않으셨으면 합니다.

신경세포에서 활동전압을 만드는 데 관여하는 것이 나트륨통로입니다. 이 통로는 많은 세포에서 활동전압을 유발하는 데 관여합니다. 만약 이 통로가 차단되면 사람은 죽습니다. 생각해보세요. 뇌나 심장, 호흡근의 나트륨통로가 차단되는 경우를. 뇌는 곧바로 활동을 멈출 겁니다. 심장도 멎고 호흡근도 멎습니다. 그리고 아주 짧은 시간 안에 사망하게 될 겁니다.

나트륨통로를 차단하는 물질은 많이 있습니다. 그 중 우리에게 가장 가까이 있는 것은 복어독입니다. 2008년 4월 제2중부고속도로의 갓길에 정차된 차 안에서 두 사람의 변사체가 발견되었습니다.

사망원인은 복어독인 테트로도톡신(tetrodotoxin)이었죠. 차 안에는 먹다 남긴 홍삼드링크제와 주사기가 발견되었죠. 사망자 중 한 사람은 의사였고 또 한 사람은 고교 후배로 함께 골프장에 가는 길이었다고 합니다. 경찰에서 사인을 밝히긴 했지만 왜 그들이 복어독을 나눠 먹었는지는 알아내지 못했습니다. 언론에서는 그들이 내기 골프를 치러 가는 길이라는 데 주목하고 아마도 내기 골프를 칠 때 미량의 복어독을 먹으면 효과가 있다는 속설을 믿고 그들이 나눠 먹었을 거란 식으로 보도를 했었습니다. 정말 그랬을까요? 사망한 의사가 복어독이 무서운 맹독이란 걸 몰랐던 걸까요? 정말 이해가 되지 않았던 사건이었습니다.

세포막을 통한 물질 이동

세포에 관한 내용을 쓰자면 한도 끝도 없어서 세포에 관한 것만으로도 책 한 권을 쓸 수 있을 겁니다. 그렇게 하기엔 저도 독자들도 부담스러울 것 같아서 세포막을 통한 물질 이동과 세포의 에너지 생산 정도만 다루고 계(system)로 넘어갈까 합니다. 물질 이동에 관한 것도딱 한 꼭지만 다루고 넘어가도록 하겠습니다. 너무 길면 지루해질 테니 말입니다. 먼저 이 주제와 관련된 사례 하나를 소개하겠습니다.

· 경련과 발작으로 입원한 소아환자 ·

3세 남아가 잦은 발작으로 병원에 입원합니다. 엄마의 얘기를 들어보니 아이가 태어난 지 몇 개월이 지나지 않아 증상이 시작되었다고 하는군요. 아이의 머리는 또래보다 작았고 말도 또래처럼 하지 못했고 팔다리의 움직임도 부자연스러웠습니다. 아이 엄마는 아기 때 흔히 있는 발작으로 생각했는데 빈도가 잦고 발작이 나타날 때 약을 써도 별로 효과가 없어서 대학병원에 데려 왔다고 합니다.

아기가 어릴 때 부모들이 가장 무서워하는 것 중 하나가 발작입니다. 고열도 무섭지만 그래도 해열제 등에 비교적 잘 듣는 편입니다. 하지만 발작은 참 쉽지 않습니다. 해열제처럼 쉽게 약을 쓸 수 있는 것도 아닙니다. 발작의 원인도 많아서 진단도 쉽지 않습니다. 위 아이의 경우는 당 운반체 결핍(glucose transporter deficiency)이라는 희귀한 병이었습니다.

세포도 생명체이니 음식이 필요합니다. 세포는 사람의 축약판입니다. 음식을 먹고 소화시키고 에너지를 만들고 소화되지 않은 것을 배설하고. 사람마다 음식에 대한 취향이 다르듯 세포도 마찬가지입니다. 어떤 세포는 어떤 것이든 다 먹지만 어떤 세포는 당(glucose)만 좋아하지요. 뇌와 적혈구가 대표적입니다. 사람은 입으로 먹습니다만 세포는 입이 없죠. 그래서 세포는 세포막에 있는 특정한 단백질을 이용해서 음식물을 먹습니다. 당 운반체(glucose transporter)라는 것은 세포에게는 입과 같은 존재죠.

위에 나온 소아환자는 이 당 운반체가 세포막에 없는 게 문제였어요. 뇌는 당 (glucose)을 주로 먹고 사는데 당을 못 먹게 되니 어떤 일이 생길까요? 뇌가 제대로 성장하지 못할 겁니다. 정신지체, 성장지연, 발달장애 같은 일들이 당연히 벌어지겠죠. 발작은 뇌의 발달지연에 동반된 현상으로 보면 됩니다. 그것뿐일까요? 운동장애도 나타납니다. 자세도 제대로 가누지 못하죠. TV에서 가끔 보게 되는 뇌성마비 환자를 떠올리면 됩니다.

모든 물질이 특정한 운반체를 필요로 하는 건 아닙니다. 크기가 작은 물질(정확하게 말하자면 분자량이 작은 물질)은 세포막을 쉽게 통과하니까 운반체가 필요 없습니다. 물론 크기가 작다고 무조건 잘 통과할 수 있는 건 아니에요. 나트륨이온, 칼륨이온 같은 물질은 크기는 작지만 전하를 가지고 있어서 세포막을 통과하지 못하거든요. 지질에 잘 녹는 물질도 잘 통과해요. 분자량이 커도 지질에 잘 녹는다면 세포막을 통과하기 쉽습니다(그림 14). 그런데 지질에 잘 녹지 않고 분자량이 큰 물질이 힘들죠. 당이 바로 그런 물질입니다.

하지만 세포는 이게 꼭 필요하니까 어떻게든 세포 안으로 들이려 하죠. 그래서 운반체가 필요한 겁니다. 당 운반체도 세포막에 존재하는 단백질 중 하나입니다. 세포막에는 이와 비슷한 운반체들이 많이 있습니다. 당을 운반하는 운반체만 적어도 네 가지가 알려졌고 그 외에도 아미노산을 운반하는 단백질 등 이와 비슷한 기능을 하는 단백질의 존재가 많이 알려져 있습니다. 이들이 존재하는 목적은 단하나, 세포를 먹여 살리는 일입니다.

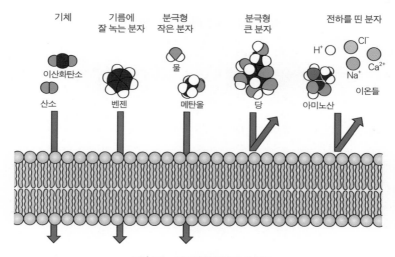

그림 14 · 세포막을 통한 물질 이동

　이 당 운반체에 관한 내용은 〈세포막을 통한 물질이동〉이란 강의 시간에 나옵니다. 저는 이 내용을 강의할 때 꼭 이 환자의 사례를 듭니다. 그리고 "너희들이 왜·이런 강의를 들어야 하는지 아니? 세포막에 이런 운반체가 있다는 사실이 뭐 그렇게 중요하냐고 생각할지 모르지만 이런 게 있다는 걸 아는 의사와 그렇지 않은 의사의 차이는 정말 커" 이렇게 덧붙입니다. 독자들 중 의과대학에 진학하여 이런 강의를 듣게 된다면 세포막에 그런 단백질이 존재한다는 것을 아는 것에 만족하지 말고 그보다 더 큰 꿈을 꿀 수 있게 되길 바랍니다.

세포에서의 에너지 생산

∵

"차라는 건 그저 불만 잘 때주면 굴러 갑니다" 약 20년 전 군에서 차가 고장이 났을 때 제 차를 봐 준 어느 부사관이 한 말입니다. 내연기관이니 당연한 말이긴 한데 이 말을 사람에게도 똑같이 적용할 수 있다는 거 혹시 아시나요?

차가 엔진에서 동력을 얻는 방법은 간단합니다. 휘발유와 공기를 일정 비율로 섞은 후 엔진 안에서 연소시키면 공기가 팽창하면서 엔진 안의 실린더를 밀어올리고 그 실린더와 연결된 축이 회전하면서 바퀴를 굴리는 것이죠. 인체에서도 비슷한 과정을 관찰할 수 있습니다. 당의 산화과정을 예로 들어볼까요? 당과 산소를 반응시키면 이산화탄소와 물이 만들어지는데 이 과정에서 고에너지 화합물인 ATP가 생성되죠. 화학식은 아래와 같습니다.

$$C_6H_{12}O_6(glucose)+6O_2+32ADP + 32Pi \rightarrow 6CO_2+6H_2O+ 32ATP+열$$

당을 휘발유로, 산소를 공기로, 엔진에서의 연소를 산화과정으로 생각하면 인체에서의 당의 산화과정이나 자동차의 연소과정이 다르지 않습니다. 자동차가 엔진 속 공기가 팽창하는 힘을 이용하여 바퀴를 굴리는 것처럼 인체는 고에너지 화합물인 ATP를 이용하여 일을 하죠. 두 과정 모두 열이 발생하고 부산물(자동차는 연소가스, 인

기초부터 탄탄하게, 처음 듣는 의대 강의

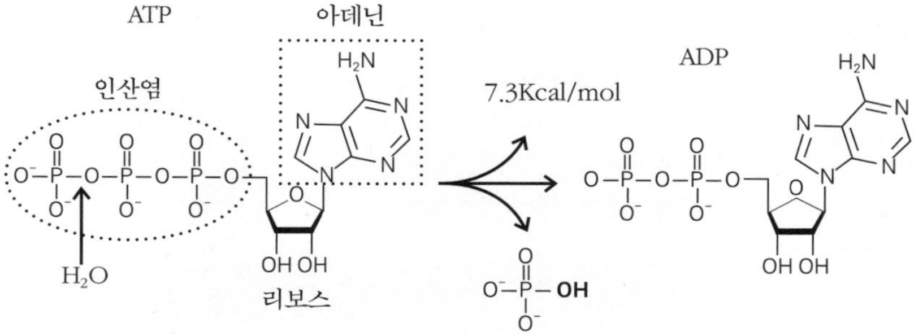

그림 15 · ATP의 분해

체에서는 물과 이산화탄소)이 발생하는 것도 같습니다.

그러면 ATP는 어떻게 일을 하는지 조금 언급하도록 하겠습니다. ATP(adenosine triphosphate)는 질소기를 가진 고리(adenine)와 다섯 개의 탄소를 가진 당(5탄당: ribose)에 인산염(phosphate) 세 개가 붙은 구조를 가지고 있습니다(그림 15). 당에 붙어 있는 인산염은 높은 에너지로 결합되어 있어서 떨어지면 그만큼 에너지를 방출합니다. 인산염이 하나 떨어지면 ADP(adenosine diphosphate: di는 인산염이 둘 있다는 뜻), 둘 떨어지면 AMP(adenosine monophosphate: mono는 인산염이 하나 있다는 뜻)가 만들어집니다. 그림 15는 ADP가 되는 것을 보여주고 있습니다. 이때 방출되는 에너지는 각종 반응에 쓰입니다. ATP는 에너지의 또 다른 형태이기 때문에 흔히 에너지 통화 (currency), 즉, 돈으로 불립니다.

자 그러면 ATP의 실제 작용을 근육에서 한번 살펴볼까요? 근육세포에는 액틴과 마이오신이란 단백질이 있습니다. 근육의 수축은 이 두 단백질의 상호작용으로 설명합니다. 그럼 한번 봅시다.

1) 마이오신과 액틴이 붙어 있는 상태

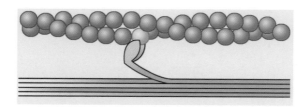

위 그림에서 동글동글한 단백질이 액틴입니다. 아래쪽 골프클럽처럼 생긴 것이 마이오신이지요. 지금은 서로 붙어 있는데 두 단백질이 떨어져야 다시 수축을 할 수 있습니다. 이 과정에는 ATP가 필요해요.

2) 마이오신과 ATP의 결합

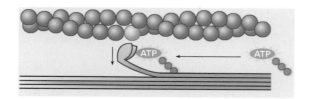

마이오신과 ATP가 결합하면 마이오신의 구조가 달라집니다. 그렇게 되면 마이오신과 액틴이 결합하고 있는 것이 가능하지 않게 되고 결국 마이오신과 액틴은 서로 떨어지게 됩니다.

3) 마이오신에 붙은 ATP의 분해

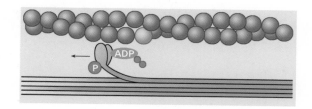

마이오신과 액틴이 떨어지면 ATP가 ADP와 인산염(P)으로 분해됩니다. 이러한 변화는 마이오신 분자의 구조적 변화를 유발해서 마이오신이 또다시 액틴과 결합하기 쉬운 상태가 됩니다.

4) 액틴과의 재결합

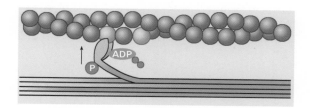

액틴과 결합하기 쉽게 된 마이오신이 다시 액틴과 결합합니다.

5) 노젓기

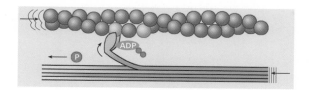

액틴과 마이오신이 다시 결합함에 따라 발생한 마이오신의 구조

적 변화 때문에 인산염(P)이 마이오신에서 떨어져나가고 그로 인한 마이오신의 구조적 변화는 마이오신의 목을 꺾어 액틴을 잡아당기죠. 마치 노를 젓듯 말입니다.

6) ADP의 분리

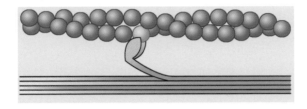

마이오신이 노를 한번 저어 또다시 마이오신의 구조적 변화가 발생하면 ADP도 떨어져나가고 처음 상태로 돌아오게 됩니다. 이런 과정을 거쳐 근육의 길이가 짧아지는 현상(수축)이 일어나는 것이죠.

단백질의 구조적 변화가 오면 왜 위와 같은 일이 생길까요? 단백질을 구성하는 기본 단위는 아미노산입니다. 아미노산은 그 자체로 (+) 전하와 (-) 전하를 다 가지고 있죠. 이런 아미노산 옆에 다른 아미노산이 놓이면 당연히 전기력이 작용하게 됩니다. 전기력이란 서로 끌어당기거나 밀어내는 힘을 말합니다. 그러니 전하를 가지고 있는 ATP가 아미노산에 붙거나 떨어지면 마이오신의 분자는 구조적인 변화가 생길 수밖에 없습니다. 다른 아미노산에 가려서 멀리 있던 아미노산이 가까이 다가오거나 가까운 곳에 있던 아미노산이 멀어지게 됩니다. 그러면 새로 옆에 놓이게 된 아미노산과 원래 있던 아미노산 사이에는 새로운 힘이 작용하겠죠. 그런 과정을 통해 마이오신의 목이 꺾이거나 액틴이 떨어지는 현상이 나타나는 것입니다. ATP가 분해되는 과정에서 방출되는 에너지는 이러한 과정에 영향을 줄 것으로 생각합니다. 어떻습니까? 인체의 메커니즘이. 자동차에 비할 바가 아니죠? 정말 아름답고 교묘합니다.

만약 ATP가 없다면 앞의 과정은 일어나지 않습니다. ATP가 없으면 마이오신은 액틴과 결합한 상태에서 떨어지지 않게 됩니다. 그런 상태가 가능할까요? 딱 한 경우가 있습니다. 사람이 죽는 경우죠. 사람이 죽으면 세포는 ATP를 더 이상 만들지 못합니다. 그렇게 되면 마이오신과 액틴이 결합한 상태를 유지하게 되죠. 사람이 죽으면 몸이 뻣뻣해지잖습니까? 바로 마이오신과 액틴이 결합한 상태가 유지되기 때문입니다. 흔히 이를 사후강직이라 부르죠. 물론 이 상태가 계속 유지되지는 않습니다. 사람이 죽으면 단백질이 분해되기 때문입니다. 마이오신이나 액틴도 단백질이니 분해가 될 밖에요. 그래서 죽으면 처음엔 사후강직이 나타나다가 일정 시간이 지나면 다시 풀리게 됩니다. 법의학에서는 이런 것을 이용하여 사망시간을 추정합니다.

세포에서의 에너지 생산은 바로 ATP를 만드는 것을 의미합니다. 그리고 그 작업을 주로 담당하는 세포 내 소기관이 바로 미토콘드리아입니다. 위에서 예를 든, 당의 산화과정 전 과정이 일어나는 곳이 바로 미토콘드리아죠. 이 과정 중 일부는 미토콘드리아 밖에서 일어납니다. 해당과정(당이 쪼개지는 과정)은 미토콘드리아가 아닌 세포

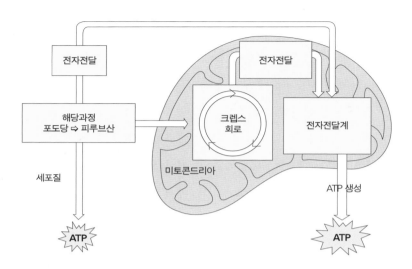

그림 16 · ATP 생성

질 안에서 일어나게 되죠. 이 과정이 끝나면 피루브산(pyruvic acid) 이 만들어집니다. 세포 안에 산소가 충분히 공급되는 경우라면 피 루브산은 미토콘드리아로 이동해서 크렙스 회로와 전자전달계라는 과정을 통해 과량의 ATP를 만듭니다(그림 16). 미토콘드리아 밖에 서 일어나는 해당과정에서도 ATP가 만들어지지만 소량입니다. 세 포에 산소 공급이 충분하지 않으면 피루브산은 젖산(lactic acid)으로 변합니다. 젖산은 피로를 유발하는 물질이라 근육세포의 경우 젖산 이 많이 쌓이면 근육은 더 이상 수축을 하지 못하게 됩니다.

유산소 운동 혹은 무산소 운동, 이런 용어들 들어보셨지요? 운동 할 때 산소 없이 하는 운동이 무산소 운동, 산소의 존재하에서 하는 운동이 유산소 운동? 그런 건가요? 에베레스트 무산소 등정이라면 모를까 세상에 숨 안 쉬고 하는 운동이 어디 있습니까? 유산소 운동, 무산소 운동은 근육의 에너지원인 ATP를 만들 때 산소 공급이 충분한지 아닌지에 따라 나누는 운동입니다. 좀 더 자세히 설명할까요?

세포에서는 미토콘드리아의 크렙스 회로와 전자전달계를 통해 ATP를 만드는 것보다 세포질에서 당을 분해하여 ATP를 만드는 것이 더 빠릅니다. 세계적인 선수들은 100m를 10초 내에 뛰지요? 이런 경우 근육세포는 크렙스 회로와 전자전달계를 통해 ATP를 생산할 여유가 없습니다. 그러니 근육은 당을 분해하는 과정을 이용해서 ATP를 만들어야 합니다. 세계적인 단거리 선수들의 몸을 보세요. 온통 근육질입니다. 마치 헤비급 권투선수 같은 느낌을 줍니다. 짧은 시간 안에 당을 분해해서 ATP를 얻으려면 당원(glycogen)을 많이 비축하고 있어야 하고 그러려면 근육양이 많아야 하기 때문이죠. 반면 마라톤 선수들은 그렇지 않습니다. 하나같이 비쩍 말랐습니다. 근육 속에 당원을 비축해놓기보다는 군살을 제거하고 혈관을 잘 발달시켜 산소 공급이 잘 되도록 몸을 만들죠. 그러면 미토콘드리아에서 ATP를 만드는 데 필요한 산소를 잘 공급할 수 있으니까요. 유산소 운동과 무산소 운동의 차이를 이해하셨으리라 믿습니다.

이제 세포 얘기는 그만하고 계(system)로 넘어갑시다. 순환계부터 시작하죠.

2

순환계
심장과 혈관의
끊임없는 생명력

medical school
lectures

순환계는 심장과 혈관, 림프관으로 구성된 계입니다. 계의 이름은 장기의 이름을 따는 경우가 많습니다. 근골격계, 신경계, 비뇨기계 모두 그렇죠. 순환계는 심혈관계라고 하기도 하지만 순환계로도 자주 부르죠. 그건 '순환'이란 단어가 차지하는 위치가 그만큼 크기 때문입니다. 그 연유부터 알아볼까요?

피의 순환
∵

심장에는 네 개의 방(좌·우 두 개의 심실(ventricle)과 좌·우 두 개의 심방(atrium))이 있습니다. 전신에서 들어온 피는 우심방, 우심실, 폐동맥을 거쳐 폐로 가서 산소를 공급받은 후 좌심방으로 들어갑니다. 좌심방으로 들어간 피는 좌심실, 대동맥을 거쳐 온몸으로 전달됩니다. 우심실에서 폐를 거쳐 좌심방으로 돌아오는 것을 폐순환이라 하고 좌심실에서 대동맥, 전신을 거쳐 우심방으로 돌아오는 것을 체순환이라고 합니다(그림 1).

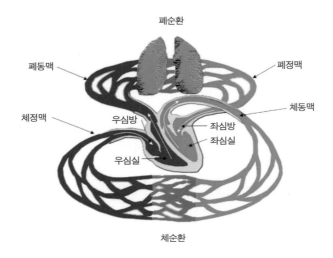

그림 1 · 피의 순환

여기서 '순환'이란 말 그대로 원을 이루며 돈다는 뜻이죠. 지금이 야 많은 사람들이 혈액순환이 안 좋아 팔이 저리다며 '순환'이란 말을 입에 달고 살지만 피가 순환한다는 개념이 정립된 지는 그리 오래되지 않았습니다.

1600년대 초까지 사람들은 피가 정맥과 동맥 서로 다른 시스템을 통해 흐른다고 생각했지 순환한다고 생각하지 않았습니다. 피는 간에서 만들어져 동맥을 타고 몸의 각 부분으로 영양분을 전달한 후 그곳에서 모두 소진된다고 생각했고 간에서 나와 오른쪽 심장에 도착한 피 중 일부는 폐에 영양분을 공급하고 일부는 왼쪽 심장과 오른쪽 심장 사이의 벽을 뚫고 왼쪽 심실로 전달되어 전신으로 퍼져나갈 것이라 생각했죠(그림 2에서 1 → 2 → 3 → 4의 순서). 이러한 피

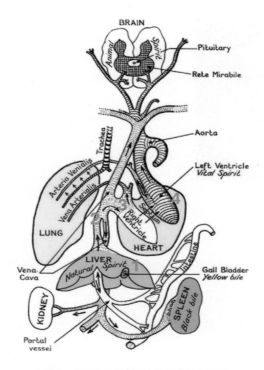

BRAIN

Animal Spirit

Pituitary

Rete Mirabile

Trachea

Aorta

Arteria Venialis

Vena Arterialis

Left Ventricle
Vital Spirit

Septum

Right Ventricle

LUNG

HEART

Vena Cava

LIVER
Natural Spirit

Intestine

Gall Bladder
Yellow bile

SPLEEN
Black bile

KIDNEY

Portal vessel

그림 2 · 유럽 중세 사람들이 생각했던 피의 흐름

의 경로는 로마제국의 유명한 의사였던 갈레노스(Aelius Galenus)가 제시한 것으로 중세에 이르기까지 모두가 믿어 의심치 않았던 학설 이었습니다.

왼쪽 심장과 오른쪽 심장 사이에 있는 벽에 구멍이 없다는 건 한 번 들여다보기만 해도 알 수 있었을 텐데 그 문제를 과감히 지적하 는 사람은 찾기 어려웠습니다. 해부학에서 갈레노스의 숱한 오류 를 바로잡았던 그 유명한 베살리우스(Andreas Vesalius)조차도 처

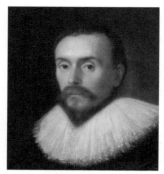

그림 3 · 윌리엄 하비

음에는 이에 대해 언급을 피했으니까요. 그러다 나중에 그의 저서 『De humani corporis fabrica(사람 몸의 구조)』에서 우리가 볼 수 없는 구멍을 통해 피가 움직인다는 것이 놀랍다는 글을 남깁니다. 이 언급은 결국 갈레노스의 의견을 부정하는 것으로 받아들여졌고 이후 미카엘 세비투스(Michael Servetus) 같은 학자는 갈레노스의 학설을 전면적으로 부정하고 폐순환을 주장하기도 하였습니다. 하지만 피가 순환한다는 사실을 제대로 증명한 사람은 바로 윌리엄 하비(William Harvey)였습니다(그림 3).

하비는 우선 심장에서 뿜어져 나오는 피의 양에 주목했습니다. 갈레노스의 주장대로라면 간에서 피를 계속 만드는 한 피는 끝없이 나와야 할 것입니다. 그래서 하비는 양의 피를 다 뽑아봤습니다. 피의 양은 고작 4파운드(약 1.8kg)에 불과했죠(일반적으로 피의 양은 몸무게의 약 8% 정도입니다. 즉, 체중이 60kg이면 피는 4.8L 정도죠). 피가 오른쪽 심장에서 왼쪽 심장으로 보이지 않는 구멍을 통해 넘어가는지를 확인하기 위해 소의 오른쪽 심장에 물을 넣어보기도 했습니다. 사람을 대상으로도 실험해보았습니다. 아주 간단한 실험이었지만 이 실험은 피가 동맥에서 정맥으로 흐른다는 것을 보여주기에 충분했습니다. 실험 방법은 그림 4와 같습니다.

첫 번째 그림에 대한 설명은 이렇습니다. 먼저 팔을 꽉 묶습니다.

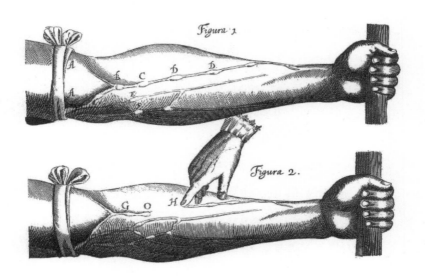

그림 4 · 팔 혈관의 순환 실험

그러면 동맥이나 정맥을 통해 피가 흐르지 않으면서 묶인 아래쪽 손은 차갑게 되고 묶인 위쪽 동맥은 부풀어 오릅니다. 아래쪽 정맥은 동맥을 통해 피가 유입되지 않아서 부풀지 않습니다. 이 상태에서 묶인 것을 살짝 풀어주면 동맥을 통해서 피가 흘러 정맥으로 들어가지만 정맥은 여전히 위쪽이 차단된 상태라 묶인 아래쪽 정맥만 부풀어 오르게 됩니다(동맥이 정맥보다 탄성이 좋고 정맥은 피부 표면에 가까이 위치하기 때문에 살짝 풀어주면 동맥을 통해서는 피가 흐를 수 있습니다). 이 실험 결과는 동맥을 통해 흘러 내려간 피가 다시 정맥을 타고 올라온다는 것을 보여주는 것이죠.

두 번째 실험도 의미가 있습니다. 팔을 꽉 묶게 되면 정맥을 통해 피가 심장으로 돌아가지 못하게 되어 정맥이 부풀어 오르죠. 이 상태에서 정맥의 아래쪽을 손가락으로 누르고 다른 손가락을 이용해서 정맥을 팔 위쪽으로 훑어 올립니다. 그렇게 하면 정맥 안에 들어 있던 피는 팔 위쪽으로 이동하고 정맥은 찌부러지고 맙니다. 다시 피로 채워지지 않는 것이죠. 이런 현상이 일어나는 이유는 정맥 안에 밸브가 있기 때문입니다. 이 밸브는 한쪽으로만 열리는 일방향 밸브(one-way valve)입니다. 이 밸브 때문에 피가 심장을 향해 진행할 수는 있지만 심장에서 멀어지는 쪽으로 가는 것은 불가능하게 됩니다.

하비 시대의 사람들도 정맥에 이런 밸브가 있는 것은 알고 있었습니다. 하지만 그게 어떤 기능을 하는지는 몰랐습니다. 그저 심장에서 피가 내려갈 때 그 부분에 피가 너무 넘치지 않도록 억제하는 기능을 하지 않을까 정도의 추측만 했죠. 하비는 그런 추측이 말도 안 된다고 생각했습니다. 갈레노스의 견해는 피는 간에서 만들어진 뒤 심장을 거쳐 몸의 말단으로 흐르기만 할 뿐 심장으로 돌아가지 않는다는 것인데, 인체가 그 통로에 댐을 둔다는 건 불합리하다고 생각했던 거죠. 만약 댐이 있다면 그 댐의 역할은 정맥 내의 피가 심장으로 돌아갈 때 돕기 위한 것이어야 한다고 생각했던 겁니다. 하비의 실험이 이것을 잘 증명하고 있죠. 만약 정맥의 피가 심장에서 말단으로 흐른다면, 그리고 밸브가 심장에서 멀어지는 쪽으로 피의 흐름을 허용하는 구조물이라면 정맥을 위로 훑는다고 해도 위에서 흘러내린 피로 다시 채워져야 하기 때문입니다.

하비는 자신의 이론을 1628년 『De motu cordis(The motion of

the heart: 심장의 움직임)』라는 책에서 발표합니다. 그리고 학계로부터 엄청난 비난을 받게 됩니다. 그들이 신처럼 추앙하는 갈레노스의 이론과 맞지 않다는 데서 비롯한 단순한 비난에서부터 피가 빙빙 돌아야 하는 목적이 무엇이냐는 다소 철학적 비난, 그리고 만약 그런다 한들 그게 의학에 무슨 도움이 되겠냐는 비난까지 종류도 다양했습니다. 덕분에 하비는 이 책을 내고 20년 이상 입을 다물고 살아야 했습니다. 피가 순환한다는 하비의 이론은 의학사에서 코페르니쿠스의 지동설에 견줄 정도의 엄청난 것이었습니다만 정작 하비는 자신의 진가를 당대의 사람들에게 오랫동안 인정받지 못했습니다.

하비의 이론이 의학에 미친 영향은 매우 큽니다. 크리스토퍼 렌(Christopher Wren) 같은 학자는 하비의 이론에 근거해서 신체에 무언가를 주입해서 전신에 퍼지게 하는 법을 고안했습니다. 혈액이 순환한다면 신체의 어느 혈관에 어떤 물질을 주입해도 전신으로 퍼질 수 있으리라 생각한 거죠. 실제로 그는 개의 뒷다리 정맥에 술과 아편을 주입해서 개를 재우는 데 성공하죠. 시체를 대상으로 하기도 했습니다. 당시 시체의 부패는 해부를 어렵게 하는 가장 큰 장애물이었는데 렌과 그의 동료인 로버트 보일(Robert Boyle)은 순수 알콜을 시체에 주입하면 부패를 막고 장기가 단단하게 되어 나중에 해부하기에 좋은 상태가 된다는 것을 알아냅니다. 이러한 발견은 나중에 뇌를 보존하는 데도 도움을 주어 뇌의 구조를 밝히는 데도 기여하게 됩니다. 참고로 크리스토퍼 렌은 영국의 성 바울(Saint Paul) 대성당을 설계한 바로 그 사람이고 보일은 보일의 법칙으로 유명한 화학자입니다.

서론이 길었습니다. 자 그럼 심장부터 시작해볼까요?

심장, 그 특별했던 존재

∵

이집트인들은 미라를 만들 때 뇌를 남기지 않았습니다. 갈고리 같은
연장을 코로 집어넣어 뇌는 제거했지만 심장은 남겼죠. 심장이 있어
야만 천국으로 갈 수 있다고 여겼으니까요. 이집트 벽화에는 죽음의
신 아누비스가 죽은 자의 심장을 저울에 놓고 깃털과 무게를 비교하
는 장면이 나옵니다(그림 5). 죄 때문에 심장이 깃털보다 무거워지면
죽은 자는 아누비스 옆에 앉은 괴물의 먹잇감이 된다고 이집트인들
은 믿었습니다. 이러한 이집트인들의 믿음은 심장에 사람의 영혼이

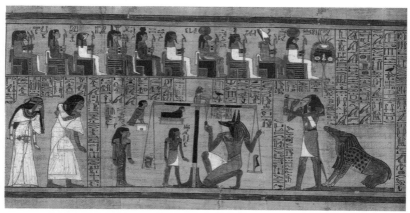

그림 5 · 사자(死者)의 심장을 저울에 다는 죽음의 신.

기초부터 탄탄하게, 처음 듣는 의대 강의

있다는 생각에서 비롯했습니다. 고대 그리스인들의 생각도 다르지 않았습니다.

인간의 영혼을 지혜, 용기, 탐욕 등으로 구분하고 이들이 각각 뇌와 심장, 내장에 존재한다고 주장했던 데모크리투스(Democritus)나 플라톤(Plato) 같은 철학자도 있었지만 대부분의 고대 그리스인들은 이집트인들처럼 심장에 사람의 영혼이 깃들어 있다고 생각했습니다. 아리스토텔레스(Aristotle)는 심장이 지능과 감각을 담당한다고 생각했고 뇌는 그저 사람의 열을 식혀주는 방열기 정도로 취급했을 정도였으니까요.

하지만 현대에서 심장은 가슴 정중앙에서 약간 왼쪽으로 치우쳐 놓인 주먹만 한 크기의 펌프에 불과한 존재입니다. 우리가 그나마 심장을 자주 볼 수 있는 건 X선 사진이 있어서겠죠(그림 6). 심장을 꺼내 정면에서 보면 그림 7처럼 보이죠.

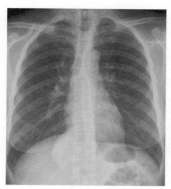

그림 6 · 흉부 X선 사진

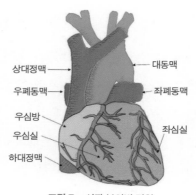

상대정맥
우폐동맥
우심방
우심실
하대정맥
대동맥
좌폐동맥
좌심실

그림 7 · 심장 부위별 명칭

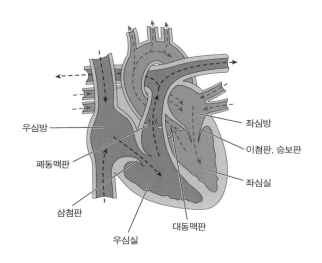

우심방

폐동맥판

삼첨판

우심실

대동맥판

좌심방

이첨판, 승모판

좌심실

그림 8 · 심장 밸브

정면에서 바라본 심장은 우심실이 가장 크게 보입니다. 그에 비하면 좌심실은 약간 뒤쪽으로 돌아간 형태입니다. 심장의 안쪽은 그림 8처럼 생겼죠.

심장 안쪽에는 심방과 심실을 구분하는 판이 왼쪽과 오른쪽에 하나씩 있죠. 오른쪽에 있는 것은 삼첨판(tricuspid valve), 왼쪽에 있는 것은 이첨판(bicuspid valve) 혹은 승모판(mitral valve)이라고 불러요. 밸브는 두 개가 더 있는데 심장에서 피가 나가는 곳에 위치합니다. 오른쪽에 있는 건 폐동맥판(pulmonary valve) 왼쪽에 있는 건 대동맥판(aortic valve)입니다. 이 밸브들은 피가 드나드는 문과 같은 역할을 합니다. 자, 그러면 심장에서 피가 어떻게 움직이는지 알아보기 전에 심장이 어떻게 뛰는지부터 알아볼까요?

심장은 어떻게 뛰나?
∵

성인을 기준으로 심장은 분당 60~100회 정도 뛰고, 한 번 뛸 때마다 약 70ml의 피를 뿜어냅니다. 분당 평균 80회 뛰고 한 번 뛸 때마다 70ml의 피를 뿜는다고 하면 1분 동안 뿜어내는 피의 양은 5600ml 로군요. 이 양은 70kg인 사람의 전체 혈액량과 같습니다(피의 양은 체중의 8% 정도입니다). 이 값을 기준으로 만약 사람이 80년을 산다고 하면 심장은 33억 번 이상 뛰고 2억 3000만L 이상의 피를 뿜어냅니다. 엄청난 양이죠?

일반인들은 생사를 확인해야 하는 순간 외엔 이처럼 엄청난 작업을 하는 심장이 어떻게 뛰는지에 대해 무관심합니다. 살아 있으니 뛰는 게 당연하다 여기죠. 살아 있으니 뛴다, 맞는 말입니다. 그런데, 정말 그럴까요? 다음 내용을 한번 봅시다.

> 장면 1 : 수술대 위에 놓인 토끼의 가슴을 실험자가 조심스레 절개하고 심장을 노출시킵니다. 심장과 연결된 혈관에 관을 삽입한 후 관이 빠지지 않도록 실로 단단히 묶습니다. 관은 심장 안으로 넣을 용액이 들어 있는 용기와 연결되어 있습니다. 관이 잘 고정된 것을 확인한 후 실험자는 혈관들을 자르

고 심장을 들어올립니다. 그리고 심장 안으로 용액을 흘리기 시작합니다. 심장은 허공에 대롱대롱 매달린 채 몸속에서 그랬던 것처럼 힘차게 뜁니다.

장면 2 : 중환자실에 의식이 없는 환자가 누워 있습니다. 뇌사판정을 받은 이 환자는 스스로 호흡을 하지 못해서 인공호흡기를 달고 있지만 심장만은 문제가 없는 듯 보입니다. 정상인보다 좀 느리게 뛰지만 여전히 일정한 속도로 규칙적으로 뛰고 있습니다.

아마 여러분들은 심장이 어떻게 뛰는지에 대해 한 번도 생각해보지 않았을 겁니다. 그냥 우리가 살아 있으니 심장도 뛴다고 생각하죠. 하지만 위에서 묘사한 두 장면에서 여러분들은 심장이 개체의 생사와 관계없이 뛸 수 있는 장기란 것을 이해했으리라 믿습니다.

심장을 뛰게 하는 건 우심방과 대정맥이 연결되는 부위 근처(동방결절:sinoatrial node(SA node))에서 발생하는 활동전압 때문입니다. 조율기(pacemaker) 전압이라 불리는 이 활동전압은 분당 60~100회 정도로 발생합니다. 이렇게 만들어진 신호는 특수한 전도로를 타고 심실로 흐르면서 심장을 수축시키죠(그림 9).

지금이야 동방결절에서 활동전압이 발생해서 심장을 수축시킨다는 사실을 의대생들이라면 다들 알게 되었지만 이 사실을 밝히는 일은 쉽지 않았습니다. 이 사실을 밝히는 데 해파리가 일등공신이었다

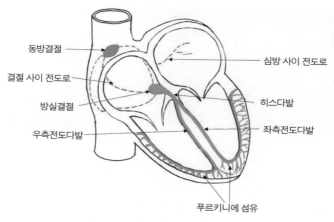

동방결절

결절 사이 전도로

방실결절

우측전도다발

심방 사이 전도로

히스다발

좌측전도다발

푸르키니에 섬유

그림 9 · 심장 전도로

는 것을 혹시 아시나요? 거북이의 심장이나 개구리의 심장도 상당한 기여를 했답니다.

동물의 몸에서 심장을 꺼내도 뛸 수 있다는 것을 봤던 많은 학자들은 심장을 뛰게 하는 메커니즘을 심장 내에서 찾을 수 있다고 생각했습니다. 앞서 말씀드린 갈레노스, 윌리엄 하비 등이 그렇게 생각했고 심장을 많이 연구했던 알브레흐트 폰 할러(Albrecht von Haller)도 그렇게 주장했죠. 하지만 심장에 대한 자율신경의 영향이 알려지면서 과연 심장의 박동이 심장에서 비롯된 것인지 신경에서 비롯된 것인지에 관한 논쟁은 오래도록 지속되었습니다.

이러한 논쟁이 계속되던 1860년대 마이클 포스터(Michael Foster)가 등장합니다. 심장 박동이 심장에서 시작될 것으로 굳게 믿었던 포스터는 그의 제자들과 실험에 매진했고 그의 제자 중 한 사람인

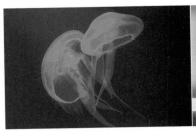
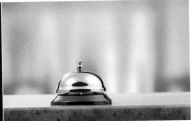

그림 10 · 해파리   **그림 11** · 종모양의 벨

조지 로만스(George Romans)가 해파리의 스위밍 벨(swimming bell)에서 아주 중요한 발견을 합니다. 여기서 bell이란 건 말 그대로 종을 의미합니다. 왜 영화에 보면 호텔 카운터에 종이 놓여 있잖습니까?(그림 11) 그 모양을 닮았다고 bell이란 이름이 붙었습니다. 해파리는 이걸 펄럭거리면서 헤엄을 칩니다. 헤엄칠 때의 모습은 마치 우산을 접었다 폈다 하는 것처럼 보이죠(그림 10).

스위밍 벨로 헤엄을 칠 수 있는 이유는 bell 아래쪽 근육이 수축하기 때문인데요 로만스는 스위밍 벨의 근육에서 마지널 보디(marginal body)라 불리는 부분을 떼어내어 연구했습니다. 신기하게도 이 부분은 떼어내더라도 2~3일 동안 혼자서 계속 수축을 할 수 있다고 합니다. 그리고 이 부분을 제거하면 스위밍 벨은 더 이상 수축을 하지 못하게 되고요. 로만스는 그 부분을 현미경으로 조사하여 조직학적 형태가 다른 근육부분과 달리 골격근 형태가 아니고 신경조직도 포함되어 있지 않다는 것을 발견합니다. 그리고 그것을 학회에서 발표하여 많은 연구자들의 찬사를 받았습니다. 연구자들은 로

만스의 보고를 통해 심장이 신경이 없어도 혼자서 뛸 수 있는 가능성을 엿보았던 겁니다.

심장 박동의 원천이 심장에 있다는 것을 마지막으로 증명한 사람도 포스터의 또 다른 제자였던 월터 개스켈(Walter H. Gaskell)이었습니다. 개스켈은 거북의 심장을 사용했죠. 거북의 심장은 스승인 포스터가 주로 사용했던 개구리의 심장과 달리 약물이나 기계적 자극, 심지어 전기자극을 주지 않아도 잘 뛰었습니다. 그는 거북의 심장을 연구하면서 심실이나 심방이 뛰는 메커니즘이 다르지 않다는 것을 발견했고 그 원인이 심방에 있다는 것도 알아냅니다.

개스켈의 실험을 좀 더 자세히 설명하겠습니다. 그럴만한 가치가 있는 실험이거든요. 개스켈은 거북의 심장을 아주 세밀하게 잘라 들어갔습니다. 그래서 심방과 심실을 잇는 아주 좁은 조직만 남겼습니다. 그렇게 했더니 심방이 먼저 뛴 후에 심실이 뛰는 것이 명확하게 보였습니다. 개스켈은 거기서 멈추지 않고 그 조직마저 잘라버렸죠. 그러자 심실은 더 이상 수축하지 않게 되었습니다. 즉, 심방은 수축하는데 심실의 수축이 뒤따르지 않았던 겁니다. 개스켈은 이것을 심방의 흥분이 심실로 전도되지 못하고 차단(block)되었다고 표현했습니다. '차단'은 현대의학에서 쓰는 용어입니다. 심장의 전도로에 대한 그림 9에서 좌측전도다발(left bundle branch) 혹은 우측전도다발(right bundle branch)이라고 나온 것이 보이죠? 이 다발을 통한 전도가 잘 이뤄지지 않을 때 좌측전도다발차단(좌각차단) 혹은 우측전도다발차단(우각차단)이라고 합니다.

개스켈의 연구에는 달팽이의 심장을 조직학적으로 분석했던 찰스 다윈의 아들 프랜시스 다윈(Francis Darwin)의 공도 컸습니다. 프랜시스 다윈이 달팽이 심장을 조직학적으로 분석한 후 심방 근육과 심실 근육들 사이에 조직학적 연속성이 있다고 보고했는데 이 실험 결과는 개스켈이 보았던 전도로를 뒷받침할 수 있었기 때문입니다.

개스켈의 발견 후에도 사람들은 거북이나 개구리에서 얻은 결과를 사람에게 적용하기를 꺼렸습니다. 하지만 1891년 윌리엄 베일리스(William Bayliss)와 어니스트 스탈링(Ernest Starling)이 포유류의 심장에서도 심방에서 심실로 수축의 흥분파가 진행한다는 것을 보고하고 1907년 아서 키스(Arthur Keith)와 마틴 플랙(Martin Flack)이 사람의 동방결절의 조직학적 형태에 대한 보고를 하면서 사람의 심장에서도 동방결절이 심장을 뛰게 하는 장소라는 것을 받아들였습니다.

동방결절의 세포, 심방세포, 심실세포의 모양을 한번 볼까요? 다음 사진을 보세요(출처: Circulation 1998, 97: 1623-1631). 모두 토끼의 심장에서 얻은 세포들입니다. 그림 12의 a, b, c가 동방결절세포이고 d는 심방세포, 그림 13은 건강한 성인에서 얻은 심실세포입니다(출처: Journal of Cell Biology, 2011; 194(3):355-365). 동방결절세포의 모양은 확실히 심실세포나 심방세포와 다르죠? 동방결절의 세포는 평활근세포와 비슷한 모양입니다. 저는 석사, 박사 과정 동안 기니피그 위(밥통)의 평활근에서 세포를 분리해봐서 그 모양을 잘 알지요. 모양이 정말 비슷합니다. 자, 여기서 우리 몸의 근육에 대해 조

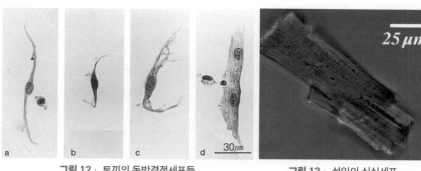

그림 12 · 토끼의 동방결절세포들   **그림 13** · 성인의 심실세포

금 살펴볼까요?

　우리 몸에 존재하는 근육은 크게 골격근, 심장근, 평활근 이 세 가지 유형으로 나눕니다. 이 세 근육은 서로 조금씩 닮은 구석이 있습니다. 조직학적 구조만 보면 골격근과 심장근이 닮았습니다. 그림 12, 13 심방근세포와 심실근세포에는 격자무늬가 보입니다. 근수축과 관련된 액틴과 마이오신의 배열 때문에 이렇게 보이는 겁니다. 이 무늬는 골격근에서도 보이죠. 즉, 심장근과 골격근은 수축단백의 배열이 비슷하다는 뜻입니다. 평활근에서는 이런 무늬를 볼 수 없습니다.

　기능적인 면에서 보면 심장근은 골격근과 다릅니다. 골격근은 혼자서 수축할 수 없습니다. 신경의 지배를 받아야만 가능합니다. 교통사고로 척수가 끊어지면 걷지 못하는 것도 그런 이유 때문입니다. 뛰는 시간도 다릅니다. 심장근은 평생을 뜁니다만 골격근은 그렇게 못하지요. 금방 쥐가 나고 맙니다. 기능면에서 심장은 오히려 평활근과 닮았습니다. 위장관은 심장처럼 몸 밖으로 끄집어내도 혼자서 수축할 수 있습니다. 심장처럼 빠르게 뛰지는 못하지만 말입니다. 마음대로 제어하지 못한다는 면도 비슷합니다. 심장 박동을 원하는 대로 제어할 수 없죠. 위장관의 수축도 마찬가지입니다. 사람들 앞에 섰을 때 뱃속에서 나는 꼬르륵 소리를 감추느라 난처했던 경험이 다들 있을 겁니다. 이런 점들을 고려한다면 평활근에서 볼 수 있는 세포를 동방결절에서 관찰할 수 있는 것도 우연은 아닐 겁니다.

심장은 동방결절의 활동전압에 맞추어 수축을 합니다. 활동전압이 빨리 생성되면 빨리 뛰고 느리게 생성되면 느리게 뜁니다. 심장의 뛰는 속도를 조절한다는 의미에서 동방결절을 조율기(pacemaker)라 부르죠. 정상적인 속도는 분당 60~100회 정도입니다. 정상범위가 꽤 넓은 편입니다. 그러니 자신의 심장이 59회 뛴다고 정상이 아니라고 걱정하실 필요는 없습니다. 사람에 따라, 직업에 따라, 운동 경험에 따라 차이가 있습니다. 마라톤 선수는 정상인보다 훨씬 심장이 늦게 뜁니다. 몸의 크기도 영향을 주죠. 그런 예는 동물에서 더 확실하게 볼 수 있습니다. 햄스터의 심장은 분당 310~480회 뜁니다. 고래는 분당 약 6회 정도 뛰지요.

심장에는 동방결절처럼 조율기 역할을 할 수 있는 세포들이 많이 존재합니다. 하지만 다른 세포들은 평소에는 동방결절세포에 눌려 지냅니다. 그러나 쥐구멍에도 볕들 날은 있는 법, 살다보면 동방결절세포가 병들 수도 있습니다. 그런 기회가 오면 동방결절의 기세에 눌려 제 소리를 못 내던 다른 세포들이 기회를 놓치지 않고 조율기가 되려고 나섭니다. 이 새로운 조율기가 잘 뛰어주면 문제가 없는데 그게 안 되면 심장의 수축은 불규칙하게 됩니다. 이처럼 심장이 원래의 리듬을 잃어버리고 불규칙하게 뛰는 것을 우리는 부정맥(arrhythmia)이라 부릅니다.

부정맥은 심할 경우 사람의 생명을 위협합니다. 가장 위험한 경우가 심장의 여러 세포들이 양보하지 않고 모두가 조율기가 되겠다고 나서는 경우입니다. 여기저기서 활동전압이 중구난방으로 만들어지니 심장은 어느 신호에 맞춰 뛰어야 할지 모르게 됩니다. 그렇게 되면 심장은 결국 펌프의 기능을 잃어버립니다. 심장이 완전히 멎지는 않지만 피를 뿜어내지도 못하는 상태가 되는 것이죠. 이런 상태가 되면 사람은 정신을 잃고 쓰러집니다. 뇌로 피가 흐르지 않기 때문에 나타나는 현상입니다.

그럴 때 요긴하게 쓰는 것이 바로 제세동기(defibrillator)입니다. 요즘은 지하철역에도 AED(자동제세동기: automated external defibrillator)란 이름으로 비치되어 있더군요. 제세동기는 강력한 전기충격을 심장에 가하는 장치입니다. 강력한 전기충격은 여기저기서 저 잘났다고 떠들고 있는 심장세포들을 한꺼번에 제압해버립니다. 물론 동방결절도 영향을 받습니다만 사람들이 제세동기 사용에 기대하는 것은 원래 잘 뛰던 동방결절이 정신을 차리고 다시 돌아와 주는 것입니다. 실제로 이런 전기충격을 주면 동방결절이 되살아나는 경우가 많습니다.

순환은 어떻게 일어나나?

∵

피는 오른쪽 심장에서 폐로, 폐에서 왼쪽 심장으로, 왼쪽 심장에서 전신으로, 그리고 다시 오른쪽 심장으로 돕니다. 피가 심장 안에서 움직일 때는 방마다 달려 있는 문(밸브)을 통과해야 하지요. 이 밸브들은 공간을 나눔과 동시에 피의 역류를 막는 구실을 합니다(이 밸브들은 한쪽 방향으로만 열리는 밸브(one-way valve)입니다). 문이 닫힐 땐 소리도 납니다. 가슴에 귀를 대보세요. 두근두근하는 소리가 나지요. 밸브가 닫히면서 내는 소리입니다. 자 그러면 심장에서 피가 이동하는 순서를 한번 볼까요?

1) 심실 충만기

우선 심실은 심방으로부터 피를 받아야 하지요. 옆 그림과 같습니다.

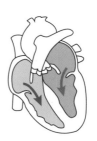

2) 등용적성 수축기

심실에 피가 들어오면 심실은 수축을 시작합니다.

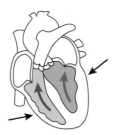

이렇게 심실이 수축을 하는 동안 심실 안에 있는 피의 용적은 변

하지 않습니다. 그래서 이때를 등용적성 수축기라고 하지요.

3) 구출기

심실이 수축하면서 심실 내의 압력이 대동맥
이나 폐동맥의 압력을 이길 정도로 높아지면 피
가 대동맥이나 폐동맥으로 나가기 시작합니다.
이때를 구출기라고 합니다.

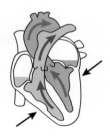

4) 등용적성 이완기

피가 대동맥이나 폐동맥으로 어느 정도 나가고 나면 심실 내의
압력이 대동맥이나 폐동맥의 압력보다 낮아지게 됩니다. 그렇게 되
면 다시 대동맥판이나 폐동맥판이 닫히게 되고 심실은 이완하기 시
작합니다(피의 용적변화가 없어서 이때를 등용적성 이완기라 부릅니다).
심실의 압력이 낮아지다가 심방의 압력보다 낮아지게 되면 심방 내
의 피가 다시 심실로 들어오면서 (아래 오른쪽 그림) 심장의 한 주기
가 끝납니다.

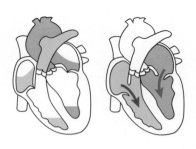

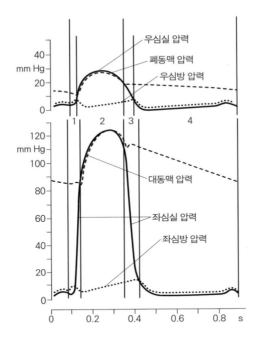

그림 14 · 심장 주기 내 좌 · 우 심방, 심실, 폐동맥, 대동맥의 압력 변화

심장의 한 주기 동안 심방과 심실의 압력 변화는 그림 14와 같습니다.

그림 14의 그래프에서 1번은 등용적성 수축기, 2번은 구출기, 3번은 등용적성 이완기, 4번은 심실 충만기를 나타냅니다. 1번 등용적성 수축기 때의 압력을 보면 심실의 압력은 심방의 압력보다 높지만 동맥의 압력보다는 낮죠. 그렇기 때문에 피는 동맥으로 나가지 못하고 심실 안에 있게 됩니다. 2번 구출기 때는 동맥의 압력보다 심

실의 압력이 더 높습니다. 그래서 피가 동맥으로 나갈 수 있는 것이죠. 3번 등용적성 이완기 때는 심실의 압력은 동맥의 압력보다 낮지만 심방의 압력보다는 높습니다. 그래서 이때는 심방의 피가 심실로 들어오지 못합니다. 4번 심실 충만기 때는 심방의 압력이 심실의 압력보다 높습니다. 그래서 심방의 피가 심실로 들어올 수 있는 것이죠. 피는 이처럼 압력의 차이에 따라 움직입니다. 자칫하면 더 많은 장치를 달아 심장을 더 복잡하게 만들 수도 있었을 텐데 조물주께선 물리적인 힘을 이용하는 지혜를 발휘하셨습니다. 그 결과 어떠한 기계장치도 흉내 낼 수 없는 정교한 펌프가 탄생한 것이죠.

4번 심실 충만기가 끝나고 1번 등용적성 수축기가 시작되면 심실 내의 압력이 증가하면서 심실과 심방 사이의 밸브가 닫힙니다. 그리고 2번 구출기가 끝나고 3번 등용적성 이완기가 시작되면 동맥의 밸브가 닫힙니다. 가슴에 귀를 대고 들으면 이 소리들을 들을 수 있습니다. 심실과 심방 사이의 밸브가 닫히는 소리를 제1심음, 동맥의 밸브가 닫히는 소리를 제2심음이라고 합니다. 가슴에 귀를 대고 들을 때 들리는 '두근'의 '두'가 제1심음, '근'이 제2심음입니다. 심음은 1, 2심음 외에도 3, 4심음이 더 있습니다만 여기서는 자세히 언급하지 않겠습니다. 임신이나 빈혈 같은 특수한 경우가 아니라면 정상 성인의 심장에서 들리는 소리는 1, 2심음 외에는 없어야 합니다. 만약 들린다면 병적인 경우가 대부분입니다. 그렇게 들리는 소리를 우리는 잡음(murmur)이라고 하죠.

밸브 장애

심잡음은 대부분 피가 밸브를 지나갈 때 납니다. 정상적으로 닫혀야 할 때 닫히지 않거나 열리긴 해도 구멍이 작으면 어김없이 잡음이 납니다. 닫혀야 할 때 닫히지 않으면 피가 새게 되고 좁은 구멍을 통해 피가 지나가려면 평소보다 더 힘이 들기 때문에 심장에 과부하가 걸립니다.

우선 피가 새는 경우(제대로 닫히지 않는 경우)를 생각해봅시다. 밸브에 따라 증상이 다른데 여기서는 좌심방과 좌심실 사이의 밸브가 닫히지 않는 경우를 따져볼까요? 그림을 먼저 봅시다.

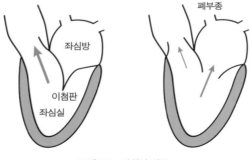

그림 15 · 이첨판 역류

심장의 구출기, 즉 좌심실의 피가 대동맥을 향해 나갈 때 심방과 심실 사이의 밸브인 이첨판(승모판)은 닫혀 있어야 합니다. 만약 제대로 닫혀 있지 않으면 피가 좌심방으로 역류하죠(그림 15의 오른쪽). 좌심실의 압력이 좌심방의 압력보다 높기 때문에 그렇습니다. 그렇게 되면 우선 1) 전신으로 가는 피의 양이 줄어들게 됩니다. 전신으로 가는 피의 양이 줄어드니 조금만 운동해도 쉽게 피로해지죠. 2) 좌심방에 정상보다 높은 압력이 걸려서 피가 폐에서 좌심방으로 들어오기 어렵게 됩니다. 이렇게 되면 폐에 물이 차는 현상(부종)이 나타나서 조금만 운동해도 금방 숨이 차게 됩니다.

이때 들리는 심잡음을 그림으로 표현하면 그림 16과 같습니다.

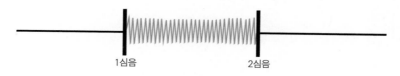

1심음   2심음

그림 16 · 이첨판 역류시 들리는 잡음의 모식도

1심음과 2심음 사이는 심장 주기상 피가 심실에서 대동맥으로 나가는 구출기에 해당합니다. 이때 뒷문(심실과 심장 사이의 밸브)이 열려 있으면 피가 이쪽으로 새어나가면서 소리가 나죠. 구멍의 크기에 따라 소리가 다릅니다.

자, 이번에는 구멍이 좁아진 경우를 생각해볼까요? 이번에도 좌심실이 수축하는 경우를 생각해봅시다. 좌심실이 수축할 때 피가 나가는 구멍이라면 대동맥 밸브(대동맥판) 얘기죠. 자, 그림부터 볼까요(그림 17)?

이 그림에서 좌심실 벽의 두께를 보세요. 우심실 벽두께보다 훨

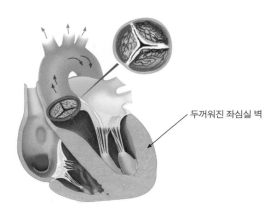

두꺼워진 좌심실 벽

그림 17 · 대동맥판 협착에 의한 좌심실 비후

씬 두껍죠? 대동맥 밸브가 좁아지면 좁아진 곳을 통해 피를 내보낼 때 평소보다 더 큰 힘이 필요하게 되고 그런 과정이 반복되면 심장근육이 두꺼워집니다. 이렇게 되면 심장에 무리가 가서 가슴통증을 느끼거나 빨리 뛰게 되고 대동맥으로 피가 잘 가지 않으니 운동을 하면 피로를 쉽게 느낍니다. 우리는 이런 경우를 심부전(heart failure)이라고 불러요. 엔진에 과부하가 걸리면 엔진이 고장나는 법입니다.

대동맥 밸브가 좁아졌을 때 들리는 심잡음을 그림으로 표시하면 그림 18과 같습니다.

1심음과 2심음 사이 구출기에 피가 좁은 구멍을 통해 나가다보니 이런 형태의 소리(점점 커졌다 작아지는)가 납니다. 심장에서 들리는 잡음은 수축기에 나는 소리인지 이완기에 나는 소리인지, 큰 구멍을

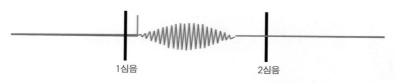

1심음   2심음

그림 18 · 대동맥판 협착시 들리는 잡음의 모식도

통해 피가 지나가며 나는 소리인지 작은 구멍을 통해 지나가며 내는 소리인지 등에 따라 다릅니다. 이 책에서는 위 두 가지 정도만 예를 들도록 하겠습니다.

선천성 심장기형: 심방 중격 결손

밸브 장애도 언급했으니 선천성 심장기형과 관련된 것도 하나 말씀드리죠. 이건 의과대학 학생들에게 제시하는 단골 문제 중 하나를 소개하는 것으로 시작하겠습니다.

> 사례 : 어느 젊은 여자 환자가 가슴에 통증을 느끼고 병원에 옵니다.
> 원래 건강한 편이었고 등산도 잘 다니곤 했는데 언제부터인가
> 긴장을 하는 상황이 되면 가슴에 통증이 느껴졌다고 합니다.
> 이 환자는….

이렇게 환자를 소개한 후 통증의 감별진단은 뭐고 필요한 검사

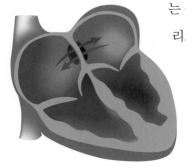

는 무엇인가 등등의 얘기를 전개합니다. 그리고 마지막에 가장 결정적인 검사 결과를 준 뒤 이 환자의 진단은? 이라고 묻죠. 이 환자의 진단명은 '심방 중격 결손' 입니다.

'심방 중격 결손'은 좌심방과 우심방을 나누는 가운데 벽에 구멍이 난 것을 말하죠(그림 19).

그림 19 · 심방 중격 결손

이렇게 되면 좌심방의 피가 좌심실로 다 가지 못하고 일부가 우심방으로 들어가게 됩니다. 구멍이 작으면 별 증상 없이 지내다가 신체검사 등을 통해 우연히 발견되죠. 구멍이 작더라도 나이가 들면 가슴 통증, 부정맥, 심부전 등의 증상으로 발전합니다.『오베라는 남자』에 나오는 주인공 오베도 이 병을 가지고 있었던 것 같습니다.

태아 때는 심장에 구멍이 있었습니다. 뱃속 태아의 심장은 처음엔 그저 한 개의 긴 튜브 형태였죠. 이 튜브가 꼬이고 접힌 후 튜브 속 공간 사이에 벽이 만들어지면서 네 개의 방을 가진 심장이 되는 겁니다. 이렇게 만들어진 벽에는 구멍이 있었습니다. 태아의 심장은 이 구멍을 통해 피를 보냈죠. 물론 태어날 때는 벽 사이의 구멍이 다 막히지만 가끔 막히지 않고 구멍이 남는 경우가 있습니다. 그 구멍의 위치가 심방과 심방 사이에 있으면 '심방 중격 결손'이 되고 심실과 심실 사이에 있으면 '심실 중격 결손'이 됩니다.

'심방 중격 결손'은 그나마 양호한 편입니다. 심장의 발생과정 중에 혈관이 접히고 꼬이는 과정이 존재하기 때문에 '심방 중격 결손' 보다 훨씬 더 심한 심장기형이 생길 수 있거든요. 제가 학교를 다니던 1990년대만 해도 소아과에선 선천성 심장기형의 진단과 치료가 항상 큰 이슈였습니다. 저도 각종 선천성 심장기형의 증상 및 치료에 대해 외우느라 꽤 고생했던 기억이 있습니다. 하지만 요즘은 선천성 심장기형이 많이 줄어들었습니다. 요즘은 하도 드물어서 선천성 심장기형 환자를 치료할 수 있는 전문의도 많이 줄어들었다는 얘기까지 나오고 있습니다. 왜 그런지 아세요? 선천성 심장기형을 예방할 수 있는 극적인 방법이 개발되었던 것은 아닙니다. 산모의 임신연령이 높아져 발생가능성은 더 커졌습니다. 그런데도 선천성 심장기형이 줄어든 이유는 초음파를 통한 산전검사가 보편화되었기 때문입니다. 초음파로 태아의 심장이 정상인지 아닌지 금방 알 수 있게 된 산모들이 심각한 기형이 있는 경우 주저않고 유산을 택하기 때문입니다. 태아가 살아 있음을 가장 먼저 전하는 것이 초음파를 통한 심장 박동입니다. 그런데 이것이 태아의 생명을 좌지우지하게 되었습니다.

교감신경, 부교감신경

∴

심장은 신경이 없어도 스스로 수축할 수 있는 기관입니다. 그렇다고 신경을 통한 조절이 아주 없는 것은 아닙니다. 자율신경계, 즉 교감

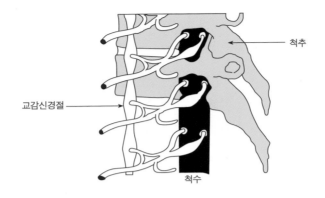

그림 20 · 교감신경절

신경, 부교감신경을 통한 조절은 있습니다.

교감신경의 '교감'은 한자로 交感이라 씁니다. 사전적 의미는 '서로 접촉하여 사상이나 감정을 나누어 가진다'입니다. 영어로는 sympathetic nerve이고 여기서 sympathetic은 sympathy(공감하다)에서 온 말입니다. 교감신경은 교감신경절을 가지고 있는 신경이지요. 교감신경절은 척추 옆에 있는 동글동글하게 생긴 구조물입니다(그림 20).

앞서 말씀드렸던 갈레노스는 사슬형태로 연결된 이 신경절이 감각을 담당하고 뇌로 연결된다고 오판했죠(뇌로 연결되지도 않고 감각을 담당하지도 않습니다). 그는 복잡하게 연결된 이 신경절을 통해 복부의 장기들이 동물적 영(animal spirit)을 서로 주고받을 거라고 생각했습니다. 이런 방식을 통해 복부의 장기들이 서로 생리적으로 '교감'하여 마치 하나의 기능적 단위처럼 작동할 것이라고 추측했

기초부터 탄탄하게, 처음 듣는 의대 강의

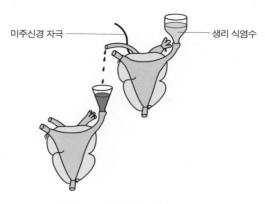

미주신경 자극 ────────── 생리 식염수

그림 21 · 심장 관류 실험

죠. 교감신경의 '교감'은 여기서 유래한 말입니다. 1890년대 존 뉴포트 랭글리(John Newport Langley)가 교감신경, 부교감신경이란 용어를 쓰면서 본격적으로 쓰이게 되었습니다.

교감신경은 신경말단에서 노어에피네프린(norepinephrine)을 분비해서 심장을 빨리, 강하게 뛰게 만들고 부교감신경은 아세틸콜린(acetylcholine)을 분비해서 심장을 느리고, 약하게 뛰게 만듭니다. 신경말단에서 분비되는 이런 물질을 신경전달물질이라고 하죠. 지금이야 교감신경과 부교감신경의 심장에 대한 작용이 많이 알려졌지만 1900년대 초만 해도 그렇지 못했습니다. 심장에 대한 이들 신경의 작용을 밝혀낸 사람은 오토 레위(Otto Loewi)였습니다(1921년).

레위는 두 개의 개구리 심장을 이용해서 이 사실을 밝혔습니다 (그림 21). 먼저 한 개의 심장에 용액을 가득 채워 그 심장에서 나온 용액이 다른 개구리의 심장으로 들어가도록 했습니다. 이렇게 장치를 갖춘 후 부교감신경인 미주신경(vagus nerve)을 자극했더니 미주신경이 붙은 개구리의 심장 수축이 억제되었습니다. 그런데 조금 뒤 수축이 억제된 심장을 통과한 용액이 다른 개구리의 심장으로 들어가자 그 심장의 수축도 억제되었습니다.

레위는 이 결과를 미주신경에서 어떤 물질이 분비되어 첫 번째 심장을 세웠고 그 물질이 포함된 용액이 두 번째 심장으로 전달되어 두 번째 심장 수축도 억제하였을 것으로 해석했습니다. 레위는 그 물질을 미주신경에서 나오는 어떤 물질이란 의미로 Vagusstoff라고 불렀습니다. Vagusstoff는 1929년 헨리 데일(Henry Dale)에 의해 아세틸콜린이라는 것이 밝혀졌습니다. 레위는 이런 방식으로 교감신경을 자극했을 때 나오는 어떤 물질(노어에피네프린)이 심장을 빨리 뛰게 한다는 것도 밝혀냈습니다. 레위와 데일은 1936년 노벨상을 함께 받습니다.

아세틸콜린에 대해서는 한 가지 더 알아두어야 할 것이 있습니다. 아세틸콜린은 골격근에 작용하면 근육을 수축시킵니다. 심장근과는 반대죠. 같은 물질이 골격근에서는 수축을, 심장근에서는 이완을 일으키는 건 아세틸콜린과 결합하는 수용체가 달라서입니다. 심장근에서 아세틸콜린과 결합하는 수용체는 무스카린 수용체(muscarinic receptor)이고 골격근에 있는 수용체는 니코틴 수용체(nicotinic receptor)입니다. 이들은 작용이 서로 다릅니다. 인체에서의 반응은 신경전달물질이 어떤 수용체와 결합하느냐에 달려 있습니다.

니코틴이나 무스카린 모두 어떤 물질의 이름입니다. 니코틴은 담배와 관련해서 이름을 들어보셨겠죠. '무스카린'은 아마니타 무스카리아(amanita muscaria)라는 버섯에서 추출한 물질입니다. 이 독버섯에 중독되면 부교감신경이 최대로 활성화될 때의 증상이 다 나옵니다. 동공이 작아지고 침을 과다하게 흘리고 기도가 좁아지고 심장이 정지합니다.

이런 작용을 차단할 수 있는 것은 무스카린 수용체 차단제인 아트로핀(atropine)입니다. 아트로핀은 화학무기로 사용되는 신경작용제인 사린(sarin)에 대한 해독제이기도 하죠. 1996년 개봉했던 영화 〈더록(The rock)〉에서 마지막에 주인공인 니콜라스 케이지가 화학무기에 노출된 후 가슴에 주사기를 꽂고 바다로 추락하는 장면이 나오는데 이때 주사기 안에 든 것도 아트로핀입니다.

혈관
··

순환계는 심혈관계라고도 합니다. 이미 '심'에 대해서는 말씀을 드렸으니 혈관계만 얘기하면 되겠군요. 혈관계를 구성하는 혈관은 크게 동맥, 정맥, 모세혈관입니다. 조금 더 세분하면 대동맥-동맥-세동맥-모세혈관-세정맥-정맥-대정맥으로 나눕니다.

언젠가 간호학과 대학원생들에게 동맥과 정맥을 어떻게 구분하냐고 물어봤습니다. 학생들은 모두 간호사들이었는데 동맥피가 흐르면 동맥, 정맥피가 흐르면 정맥 이렇게 대답하더군요. 그 학생들이 말하는 동맥피와 정맥피는 피의 산소 함량을 기준으로 하는 것입니다. 정맥피는 산소 함량이 높지 않은 피, 동맥피는 산소 함량이 높은 피라는 뜻이죠. 여러분의 팔에 있는 혈관을 보세요. 녹색 또는 파란색으로 보이죠? 피의 산소 함량이 낮아서 그렇게 보이는 겁니다.

의학에서 동맥과 정맥을 나눌 때는 혈관을 흐르는 피가 어디로 향하느냐에 따라 구분합니다. 즉, 심장을 향해 가는 피가 들어 있으면 정맥, 심장에서 나와 조직을 향해 가고 있는 피가 들어 있으면 동맥이라 부릅니다. 그러다보니 동맥이라 부르지만 혈관 안은 정맥피(푸른색을 띠는 피)가 흐르는 경우도 있습니다. 대표적인 것이 폐동맥입니다. 전신을 돌아 우심실을 거쳐 폐로 가는 피는 산소 함량이 낮아 푸른색을 띱니다. 즉, 정맥피라고 할 수 있습니다. 하지만 이 혈관 안에 있는 피는 심장에서 나와 폐로 향하기 때문에 폐정맥이라 부르지 않고 폐동맥이라 부릅니다. 마찬가지로 폐에서 좌심방으로 돌아가는 피가 들어있는 혈관도 산소 함량이 높지만 폐정맥이라 부르죠(그림 22).

동맥과 정맥을 피의 방향에 따라 나눈 것이라면 나머지 혈관에 대한 분류는 크기에 따라 나눈 것이라고 할 수 있습니다. 혈관의 굵기(혈관 직경)가 분류 기준이 되지요. 그리고 이들 혈관들은 각각 하는 일이 다 다릅니다. 이름만 다른 게 아닙니다.

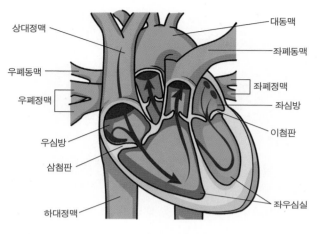

그림 22 · 심장과 주요 혈관

상대정맥
우폐동맥
우폐정맥
우심방
삼첨판
하대정맥
대동맥
좌폐동맥
좌폐정맥
좌심방
이첨판
좌우심실

대동맥

∵

먼저 대동맥부터 봅시다. 대동맥은 좌심실과 연결된 동맥이죠(그림 22). 좌심실의 압력을 견디면서 피를 전신으로 보내는 역할을 합니다. 정상적으로 좌심실의 압력은 심장이 수축할 때 140mmHg 이상 올라가니 이 압력을 견디는 일은 쉽지 않습니다. 그래서 대동맥은 무엇보다 튼튼해야 합니다. 튼튼해야 한다는 것은 무엇을 말하는 것일까요? 아무리 강한 압력이 걸려도 찢어지지 않는, 마치 단단한 강철 파이프 같아야 한다는 뜻일까요? 아니요, 그렇지 않습니다. 파이프처럼 단단하기만 하면 오히려 문제가 생깁니다. 왜냐하면 심장의 펌프작용은 연속적이지 않기 때문입니다.

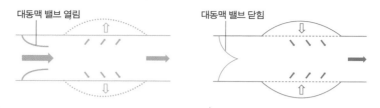

그림 23 · 대동맥의 펌프 작용

심장은 수축과 이완을 반복하면서 피를 뿜어내는 펌프입니다. 그런데 이 펌프는 피를 연속적으로 보내지 않습니다. 심장이 수축할 때만 피를 뿜어내죠. 그러다보니 심장이 이완할 때는 피가 심장에서 나가지 않게 됩니다. 몸은 늘 피를 필요로 합니다. 어느 한순간도 쉬지 않습니다. 그렇다면 우리 몸은 피를 어떻게 연속적으로 받을 수 있을까요? 우리 인체는 그 약점을 보완하기 위해 대동맥에게 특별한 임무를 맡겼습니다. 바로 심장을 도와 심장이 쉬는 동안 펌프질을 하도록 한 것이죠.

대동맥이 심장을 돕는 방식은 간단합니다. 심장이 피를 뿜어내면 대동맥은 피를 받으면서 자신의 몸을 확장시킵니다. 심장에서 나온 피는 압력이 높습니다. 이 압력이 바로 대동맥을 확장시키는 힘이 됩니다. 그리고 이 확장된 공간으로 피가 일부 저장됩니다. 심장에서 나온 피의 일부는 대동맥을 빠져나가고 일부는 이 확장된 공간에 저장되었다가 심장이 이완할 때, 즉 수축이 멈출 때 늘어난 대동맥이 원래의 상태로 돌아오면서 다시 밀려나가게 됩니다(그림 23). 대동맥은 이런 방식으로 피를 모았다가 내보내고 모았다가 내보내기를 반복합니다. 일종의 펌프인 셈입니다.

이제 아시겠죠. 대동맥이 파이프처럼 단단해서는 안 되는 이유를. 대동맥은 혈압을 견딜 수 있어야 하는 동시에 혈액을 효과적으로 보낼 수도 있어야 합니다. 파이프처럼 단단하기만 해서는 이런 기능을 동시에 수행할 수 없습니다. 이것을 위해서 대동맥은 혈관벽 안쪽에 탄성섬유를 많이 가지고 있습니다. 대동맥은 이 섬유가 다른 혈관에 비해 상대적으로 많기 때문에 혈압을 견딤과 동시에 펌프 역할도 할 수 있는 겁니다.

나이가 들면 대동맥의 이러한 유연성은 점점 감소합니다. 혈관이 점점 딱딱해지죠. 혈관이 딱딱해지면 심장은 힘들어집니다. 젊었을 때, 혈관이 말랑말랑했을 때는 심장에서 피를 높은 압력으로 뿜어내더라도 큰 문제가 없었습니다. 대동맥이 늘어나면서 피를 받아주었으니까요. 하지만 혈관이 딱딱해지면 대동맥은 젊었을 때처럼 피를 받아주질 못합니다. 당연히 심장 내 혈압이 올라가게 됩니다. 노인이 되면 혈압이 올라가는 건 피할 수 없는 일입니다.

심장 바로 옆에서 심장의 혈압을 견디다 보니 가끔 사고도 납니다. 동맥이 찢어지는 게 대표적이죠. 동맥이 찢어진다고 해서 상수도 파이프가 터져 물이 쏟아져 나오는 그런 광경을 상상하시면 곤란합니다. 탄성이 있는 대동맥이 어찌 그렇게 쉽게 터지겠습니까? 대동맥은 여러 층으로 덮인 파이프와 같은 형태인데 그 층과 층 사이가 찢어져 분리되면서 그 공간으로 피가 밀고 들어가는 정도입니다. 물론 이것도 큰일이죠. '대동맥 박리'라고 불리는 경우인데 이런 일

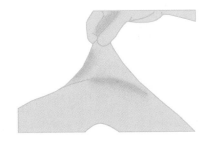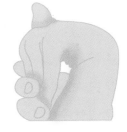

그림 24 · 마판 증후군 환자의 특징적 소견

이 일어나면 환자는 정말 가슴이 찢어지는 통증을 느낍니다.

대동맥 박리는 마판 증후군(marfan syndrome)이란 병을 앓고 있는 환자에서 잘 발생합니다. 이 병은 몸을 구조적·기계적으로 지지하는 결체조직에 문제가 생기는 질환입니다. 그러다보니 결체조직이 있는 곳이면 어디든 문제가 생길 수 있습니다. 가장 문제가 되는 곳이 혈관계죠. 대동맥이 늘어나거나 박리될 확률이 높습니다. 이병을 앓고 있는 사람들은 특징적인 외형을 가지고 있습니다. 마치 농구선수처럼 키가 크고 팔이 깁니다. 피부를 잡아당기면 쉽게 늘어나고 관절도 쉽게 꺾이죠. 그림 24처럼 말입니다.

세동맥

∴

세동맥은 조직에 피를 전달하는 마지막 관문에 해당하는 혈관입니

기초부터 탄탄하게, 처음 듣는 의대 강의

다. 세동맥의 혈관벽에는 근육(평활근)이 잘 발달되어 있어서 혈관의 수축을 잘 조절할 수 있습니다. 세동맥은 이 근육의 수축을 통해 조직으로 가는 피의 양을 조절합니다. 왜 그래야 할까요? 심장에서 나온 피를 그냥 조직에 전달하면 될 텐데 왜 피의 양을 '조절'해야 하는 걸까요? 그 이유는 우리 몸의 피의 양이 제한되어 있기 때문입니다.

피의 양은 성인을 기준으로 체중의 약 8%입니다. 70kg인 사람이면 5.6L 정도입니다. 이 양은 우리 몸에 분포하고 있는 모든 혈관을 다 채우기에는 부족합니다. 피를 많이 쓰는 조직도 있고 적게 쓰는 조직도 있기 때문에 단순히 산술적인 평균을 적용해서 모든 조직에 동등하게 피를 나눠주지는 않습니다. 활발하게 활동할 때와 안정상태일 때도 다르니 피를 적절히 분배하기 위해서는 '조절'이 필요할 수밖에 없습니다. 근육의 경우가 대표적이죠. 쉴 때 혈류량은 그리 많지 않지만 운동을 하면 근육으로 가는 혈류량이 급증합니다. 그렇다고 뇌로 가는 혈류량을 줄일 수는 없습니다. 뇌로 가는 혈류량은 항상 일정하게 유지해야 하거든요. 운동을 하게 되면 심장으로 가는 혈류량도 증가할 수밖에 없고 운동을 하면서 발생하는 열을 방출하기 위해 피부로 가는 혈류량도 증가해야 합니다. 이런 식으로 늘어나는 수요를 어떻게 맞춰야 하나요? 결국 당장 필요하지 않은 곳으로 가는 피의 양을 줄일 수밖에 없습니다. 대표적인 곳이 내장입니다. 어렸을 때 밥 먹고 난 뒤에는 금방 뛰지 말라는 얘기를 부모님들로부터 한 번쯤 들어보셨을 겁니다. 밥을 먹었으니 소화를 시키기 위해 내장 쪽으로 피를 보내야 하는데 뛰어 놀게 되면 근육으로 피가 몰려 소화가 잘 되지 않는다는 것을 부모님들은 경험으로 알고 계셨던 거죠. 신장(kidney)도 천덕꾸러기 취급을 받기는 매한가집니다.

피의 수급은 일차적으로는 조직 자체의 수요에 따라 결정되지만 항상 조직의 수요가 우선하지는 않습니다. 특히 대량 실혈과 같은 위급상황에서는 조직보다는 몸 전체를 우선하게 됩니다. 그럴 땐 어쩔 수 없이 특정 조직을 희생해야 하는 경우가 생기죠. 가장 대표적인 경우가 쇼크(shock)입니다. 의학에서 말하는 쇼크는 "엄마 나 쇼크 먹었어"라고 일반인들이 말하는 '충격'의 의미와는 거리가 멉니다. 의학에서 말하는 쇼크는 혈액순환을 유지할 수 없는 상태를 말합니다. 심장이 제대로 뛰지 못하거나 피를 많이 흘리는 경우 등 어떤 이유에서건 혈액순환을 유지할 수 없을 때 그것을 쇼크라 표현합니다.

인체는 쇼크 상태가 되면 가장 중요한 장기부터 보호합니다. 뇌가 가장 대표적이죠. 내장이나 인체의 하수구에 속하는 신장은 순위가 한참 밀립니다. 그래서 피를 보내는 순서도 뇌가 먼저고 신장은 가장 나중입니다. 그렇기 때문에 쇼크에 빠진 환자들이 요행히 목숨을 건지더라도 신장기능이 나빠지는 경우가 발생합니다. 쇼크에 빠져 있는 동안 신장으로 피가 공급되지 않기 때문에 신장조직이 망가지는 것이죠. 그래서 의사들은 쇼크에 빠진 환자를 돌볼 때 환자의 소변량을 유심히 관찰합니다. 소변량이 줄어든다는 건 신장이 제 기능을 못한다는 뜻이고 신장이 망가지면 쇼크에서 회복되어도 앞길이 험하다는 뜻이기 때문입니다.

모세혈관

··

모세혈관의 직경은 3~4μm 정도로 아주 가늘지만 표면적만 따지면 제일 넓습니다. 적혈구의 직경이 7μm 정도이니 모세혈관을 지나려면 몸을 구부려야 겨우 통과할 수 있습니다. 속도가 느릴 수밖에 없죠. 덕분에 모세혈관에서는 적혈구와 혈관 밖 주위 조직 사이에 물질교환이 일어나기 쉽습니다. 혈관의 구조도 물질교환이 일어나기에 딱 안성맞춤입니다. 한 층의 세포(내피 세포)만이 혈관 안쪽을 덮고 있거든요(그림 25).

모세혈관은 너무 가늘어 육안으로는 그 존재를 알 수 없었습니다. 17세기 의학자들에게 모세혈관은 미지의 존재였죠. 혈액순환을 주장한 윌리엄 하비도 모세혈관을 남들에게 보여주지는 못했습니다. 모세혈관의 존재를 실제로 보인 사람은 말피기(Marcello Malpighi: 1628~1694)였습니다. 현미경이 개발된 덕분이었죠. 말피

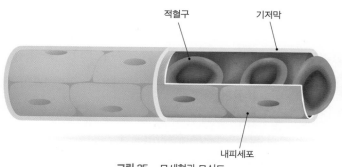

그림 25 · 모세혈관 모식도

기는 1661년 개구리의 폐와 방광에서 모세혈관을 통해 적혈구가 지나가는 것을 관찰합니다. 1661년이면 윌리엄 하비가 죽고 4년이 지났을 때니까 하비는 생전에 자신의 '순환' 이론이 증명되는 순간을 보지 못했던 겁니다. 1688년 레이우엔훅(Anton Van Leeuwenhoek) 도 모세혈관을 발견하고 학회에 발표를 하지만 이미 말피기가 최초 발견자로서의 영광을 차지한 후였습니다. 사실 모세혈관을 말피기 보다 더 먼저 발견한 사람이 있긴 있었어요. 바로 레오나르도 다빈 치(Leonardo da Vinci)였죠. 이 천재는 시체의 부패방지를 위해 시체 에 왁스를 주입하는 과정에서 왁스가 모세혈관을 통해 침투하는 것 을 관찰했던 거죠. 물론 그 당시 다빈치는 모세혈관이 동맥과 정맥 을 잇는 혈관이란 걸 몰랐습니다만.

동맥과 정맥을 잇는 모세혈관은 마치 그물망처럼 넓게 퍼져 있습 니다. 이 모세혈관의 그물망은 항상 열려 있지 않습니다. 만약 모든 모세혈관망이 다 열려 있다면 아마 피가 모자를 겁니다. 표면적이 상당히 넓기 때문이지요. 어느 혈관망에 피가 들어가는지는 조직의 필요에 따릅니다. 활동이 활발한 조직에 분포한 모세혈관이 먼저 피 를 받는다는 뜻입니다.

모세혈관은 동맥과 정맥 사이에 놓여 있지만 피가 꼭 모세혈관 을 거쳐야 하는 것은 아닙니다. 때로는 동맥에서 정맥으로 곧바 로 이어지기도 합니다. 그러한 형태를 동정맥연결(arterio-venous anastomosis)이라 합니다. 피부나 내장에 잘 발달되어 있지요. 피부 에 있는 동정맥연결은 피부의 역할에 맞게 설계되어 있다고 할 수

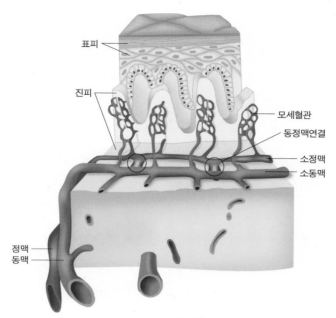

표피

진피

모세혈관

동정맥연결

소정맥
소동맥

정맥
동맥

그림 26 · 피부 모세혈관 모식도

있습니다. 잠깐 살펴볼까요?

피부는 표피와 진피로 구성되어 있는데 표피의 아래쪽에 있는 모세혈관은 아치 형태입니다(그림 26). 피부의 가장 중요한 기능 중 하나는 체온 조절인데 표피 아래로 아치를 이루고 있는 모세혈관은 이 기능을 수행하기에 아주 좋습니다. 체온이 올라가면 이 모세혈관으로 향하는 혈류량을 늘려서 열을 발산할 수 있기 때문입니다. 하지만 이런 구조는 추울 때는 체온을 유지하기에 적합하지 않죠. 동정맥연결은 그때를 위해 만들어두었습니다. 동정맥연결을 이용하면 피가 모세혈관을 거칠 필요가 없기 때문에 열손실을 막을 수 있습니다. 단, 모세혈관으로의 혈류량이 너무 줄어들면 표피에 있는 세포가 상하기 때문에 일정 온도 이하로 떨어지면 모세혈관을 통한 혈류량은 다시 늘어나게 됩니다.

정맥

동맥, 세동맥, 모세혈관을 언급하면서 혈관의 벽을 구성하는 성분—탄성섬유, 평활근, 내피세포—에 대해 말씀드렸습니다. 혈관에는 결체조직의 대표적 성분인 콜라겐섬유도 존재하는데 이것은 다른 혈관에 비해 정맥 벽에 상대적으로 많이 존재합니다.

정맥은 동맥에 비해 큰 압력이 걸리는 조직이 아닙니다. 그저 피를 보내주는 역할만 충실히 하면 되는 혈관입니다. 이 목적에 맞게 정맥에는 탄성섬유나 평활근보다 혈관을 구조적으로 지탱해주는 성분(콜라겐)이 더 발달해 있습니다. 콜라겐섬유가 많이 존재하면 혈관이 좀 확장되더라도 그 상태를 유지할 수 있다는 좋은 점이 있습니다. 그래서일까요? 정맥에는 전체 피의 70% 정도가 들어 있습니다. 사람이 의식을 잃고 쓰러지면 머리를 낮추고 다리를 들어 올리는 이유도 여기에 있습니다. 다리에 고여 있는 피를 머리 쪽으로 보내고자 하는 것이죠.

정맥에는 다른 혈관에는 없는 조직이 하나 있습니다. 혈관 내에 존재하는 밸브죠. 정맥의 밸브는 윌리엄 하비에 대해 말씀드리면서 언급했습니다. 정맥 내의 밸브는 피가 심장으로 돌아가는 데 아주 중요한 역할을 합니다. 서 있는 사람을 생각해볼까요? 성인의 발바닥에서 심장까지의 높이는 1m 이상입니다. 발바닥에 있는 정맥피가 1m 이상 올라가려면 상당한 에너지가 필요할 겁니다. 우리 몸은 이 에너지를 심장과 근육의 수축에서 얻습니다. 물을 높은 곳으로 보내려면 펌프가 필요하듯 몸은 심장과 근육을 수축시켜 정맥피를 밀어올립니다. 이 과정에서 정맥 내에 존재하는 밸브는 피가 역류하는 것을 방지해주죠. 심장과 근육의 펌프질을 동력으로 밀려올라가는 정맥피는 밸브 덕분에 좀 더 편안하게 올라갈 수 있게 되는 것입니다.

제가 고등학교에 다닐 때는 교련이란 걸 했습니다. 더운 여름날 운동장에서 차렷 자세로 오래 서 있다 보면 가끔 쓰러지는 학생들이 있었습니다. 꼼짝 않고 서 있으면 골격근이 제대로 수축할 수 없어 정맥을 통한 피의 순환이 어려워지기 때문입니다. 그럴 땐 그냥 놔두는 것이 상책입니다. 쓰러지면 정맥피의 순환이 쉬워져 뇌로 향하는 혈류가 금방 정상이 되어 다시 일어날 수 있기 때문입니다.

숨을 쉬는 것도 정맥 내의 피가 심장으로 돌아가는 데 도움을 줍니다. 숨을 들이마시면 흉곽이 커지고 이때 폐를 둘러싼 막(흉막)의 압력이 떨어지게 됩니다. 이렇게 되면 흉곽에 있는 혈관이 늘어나 정맥순환은 더 잘 일어납니다. 숨을 내쉴 때는 반대 현상이 나타납니다.

림프관

∵

림프관은 혈액이 흐르는 관은 아닙니다. 하지만 이 관도 정맥과 연결되어 있고 우리 몸의 체액을 운반하는 관이라 심혈관계를 얘기할 땐 빼놓지 않습니다. 실제로 수술을 할 땐 혈관만큼 중요한 관이기도 합니다.

림프관은 비교적 늦게 혈관계에 편입되었습니다. 림프관을 찾기가 어려워서였죠. 실제 해부를 해보면 림프관을 찾는 게 쉽지 않습니다. 보존이 잘 된 사체에서 찾는 것도 어려운데 하물며 보존이 어려웠던 사체에서는 어땠을까요? 그래도 림프액에 대한 기술은 고대 그리스부터 있었습니다. 히포크라테스(Hippocrates)는 '하얀색 피'에 대해 언급하고 림프액을 'chyle(유미 또는 암죽)'이라고 했고 헤로필러스(Herophilus)는 뱃속에서 림프절과 림프관을 관찰하기도 했죠. 하지만 림프관이 정맥으로 연결된다는 사실은 1650년 울로프 루드베크(Olof Rudbeck)가 알아내면서 알려졌습니다. 그는 갓 도축한 소의 심장을 제거하자 심장과 연결된 대정맥에서 하얀 액체가 흘러내리는 것을 보고 하얀 액체가 어디서 발원했는지를 따라가다가 가슴 내 림프관인 흉관을 발견했다고 합니다. 이후 많은 동물을 직접 해부하며 림프관이 목정맥으로 연결된다는 것을 알아내게 되었죠. 사람에서 림프관이 목정맥으로 연결되는 건 그림 27과 같습니다.

혈관 중 물질교환이 일어나는 곳은 모세혈관이라고 했습니다. 이 과정에서 모세혈관으로 들어가지 못하고 남는 물질들은 어떻게 될

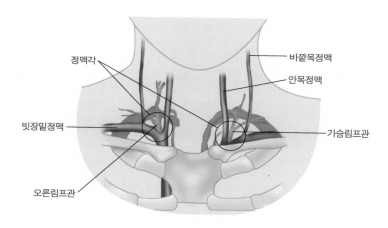

그림 27 · 목정맥과 림프관

까요? 조직에 쌓일까요? 아뇨. 림프관을 타고 다시 정맥으로 들어가게 됩니다. 만약 림프관이 막히면 조직에 쌓이게 됩니다. 코끼리 다리 증후군이라고 있는데요(그림 28). 이건 기생충이 림프관을 막아서 일어나는 증세죠. 후진국에서 발병하는 질환입니다.

림프관은 면역작용에도 참여합니다. 감기에 걸려 병원에 가면 의사가 턱 아래를 만져보지요? 얼굴 쪽 호흡기에 감염이 있

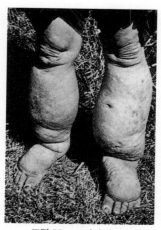

그림 28 · 코끼리 다리 증후군

을 경우 목 부위 림프절이 붓거든요. 림프절은 림프관과 연결되어 있어서 림프관으로 들어온 물질들을 걸러내는 역할을 합니다. 만약

병균이 침입하면 이 림프절에 존재하는 면역세포들이 병균을 잡아먹으면서 면역반응을 일으키기 때문에 림프절이 붓게 됩니다.

암환자에게 림프절은 매우 중요합니다. 암세포가 림프관을 타고 다른 장기로 옮겨 가거든요. 그래서 수술할 때는 암의 전이여부를 판단하기 위해 림프절을 조사합니다. 수술을 하는 도중이라도 림프절을 떼어서 암세포가 있는지 확인합니다. 그래야 수술 범위를 정할 수 있고 환자의 예후도 알 수 있기 때문입니다. 수술 도중에 림프절을 제거하고 묶는 과정에서 림프관이 막히기도 합니다. 그렇게 되면 수술 후 림프액이 조직으로 새어 나와 부을 수 있습니다. 몇 년 전 선풍기 아줌마라고 해서 성형수술 중독과 그 부작용으로 얼굴이 선풍기처럼 커진 환자 한 사람이 언론에 소개된 적이 있었죠. 이것도 수술 중에 림프관을 다친 결과입니다. 선풍기 아줌마는 극히 예외적인 경우이지만 유방암 같은 수술에서 수술 중에 림프절에 손을 대다보니 수술 후 부종이 나타나는 경우는 제법 있습니다.

호흡계
산소와 이산화탄소가
교차하는 곳

medical school
lectures

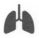

아마 중학교 때였던 것 같습니다. 생물시간에 선생님이 호흡에 대해 설명하시며 칠판에 이렇게 쓰셨습니다.

호흡

1) 숨을 들이쉬고 내쉬는 것

2) 산소와 이산화탄소를 교환하는 것(이산화탄소를 배출하고 산소를 받아 들이는 것)

3) 에너지를 생산하는 것

이렇게 쓰시고는 1)은 사람이란 개체 수준에서 일어나는 일, 2)는 폐에서 일어나는 일, 3)은 세포 수준에서 일어나는 일, 이런 식으로 설명하셨던 기억이 있습니다. 그때는 그 말씀에 얼마나 어려운 개념이 담겨 있는지 차마 짐작도 못했습니다. 그저 시험을 앞두고 호흡의 정의에 대해 달달 외울 수밖에 없었습니다. 지금은 생물선생님이 하신 말씀의 의미를 압니다. 그것도 의과대학을 졸업하고 나서야 가능했으니 그때 그 말을 이해했던 친구들이 몇이나 있었을지 궁금합니다.

생물선생님이 말씀하신 1)은 호흡의 사전적 의미 그대로입니다. 호(呼)는 숨을 내쉰다는 뜻이고 흡(吸)은 숨을 들이쉰다는 뜻이죠. 2)는 1)보다 생물학적으로 조금 더 나아간 표현입니다. 학교에서 생물학적 지식을 조금이라도 배운 사람이라면 폐에서 이산화탄소를 배출하고 산소를 받아들인다는 사실을 알고 있을 것입니다. 3)에 대해서는 〈세포〉 편에서 이미 말씀드렸습니다. 미토콘드리아에서 ATP를 만들 때 산소가 필요합니다. 그리고 그 과정에서 이산화탄소가 생성됩니다. 산소가 들어가 쓰이고 이산화탄소가 나오니 분명 호흡이죠.

중학교 때 생물선생님은 이렇게 어려운 내용을 어쩜 그리 쉽게 말씀하셨는지 모르겠습니다. 선생님에게는 너무나도 당연한 내용이셨나 봅니다만 설마 우리가 다 이해했을 거라고 믿지는 않으셨겠죠?

공기 속의 그 무엇

호흡에 대해 본격적인 얘기를 하기 전에 호흡 생리의 시작에 대해 조금 말씀드리겠습니다. 요즘은 초등학생이라도 호흡을 할 때 산소를 흡수하고 이산화탄소를 배출한다는 사실을 알고 있지만 중세에는 그렇지 못했습니다. 산소가 뭔지 이산화탄소가 뭔지 도무지 알지 못했으니까요. 숨을 쉬어야 산다는 것은 알았지만 숨을 왜 쉬어야 하는지, 숨을 쉴 때 무엇이 사람의 생명을 유지시켜 주는지는 알지 못했습니다.

갈레노스는 숨을 쉬어야 하는 이유에 대해 이렇게 설명했습니다. 공기를 들이키는 건 심장에서 생기(vital spirit)와 동물적 영(animal spirit)을 만들고 뜨거운 심장을 식히기 위함이며 공기를 내뱉는 건 제거하지 않으면 독이 되는 검은 연기가 몸에 쌓이기 때문이라고요. 그는 공기가 들어오는 건 폐가 공기를 잡아당기기 때문이라고 설명 했죠. 그의 이론은 중세까지 굳건히 자리를 지킵니다. 딱히 대체할 만한 이론이 없었으니까요.

1654년에 랠프 바투스트(Ralph Bathurst)가 처음으로 여기에 반 기를 듭니다. 그는 폐가 공기를 잡아당기는 것이 아니라 횡격막이 폐를 아래로 잡아당기면 공기가 수동적으로 들어온다고 주장하고 공기가 심장을 식힌다는 이론도 반대했습니다. 그는 오히려 화약성 분(질산칼륨일 것으로 추정합니다)과 비슷한 공기성분이 폐를 통해 들 어가 몸속에서 열을 생산한다고 주장했죠. 랠프 바투스트의 열과 관 련된 주장은 나름의 배경을 가지고 있었습니다. 랠프의 친구이자 당 대의 유명한 의사였던 토머스 윌리스(Thomas Willis)도 비슷한 생각 을 했으니까요. 토머스 윌리스의 주장도 잠깐 살펴보는 것이 좋겠습 니다. 호흡과 관련되어 있거든요.

순환계에서 말씀드렸습니다만 정맥피와 동맥피는 색이 다릅니 다. 정맥피는 검붉은 색이지만 동맥피는 선홍색을 띱니다. 윌리스 도 이 사실을 알았죠. 그는 심장에 피를 발효시킬 수 있는 성분이 있어서 이것이 피를 발효시키면 피에 들어 있는 황(sulfur)이 나와 피에서 열을 발생시키고 피를 빨간색으로 변화시킬 것이라고 주장했습니다. 황을 매우 활동적인 원소로 간주했던 여러 학자들의 의견을 윌리스도 참고했던 거죠. 그는 자신의 생각을 증명하기 위해 정맥피를 얕은 접시에 부어 피가 붉게 변하는 것을 보여주었죠.

윌리스의 실험을 봤던 동료들(이들은 옥스퍼드 서클[Oxford circle]이라 불리는 모임에 속해 있었습니다) 중 로버트 보일(Robert Boyle)과 로버트 후크(Robert Hooke)는 윌리스의 해석이 틀렸다고 생각했죠. 그들은 피의 색이 붉게 변한 이유를 공기에서 찾아야 한다고 생각했던 겁니다. 그리고 그들은 1658년 실험을 통해 자신들의 생각을 증명하죠. 그런데 이들의 실험은 오토 게릭(Otto Guericke)의 발견이 없었다면 가능하지 않았을 겁니다. 어떤 발견이었는지 그림 1을 볼까요?

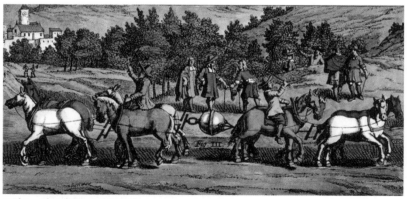

그림 1 · 마그데부르크 반구 실험

기초부터 탄탄하게, 처음 듣는 의대 강의

많이 본 그림이죠? 이 그림은 '마그데부르크의 반구(Magdeburg Hemisphere)'라 불리는 실험을 보여주고 있습니다. 밀착한 두 개의 구리 반구에서 공기펌프를 이용, 내부의 공기를 뺀 다음 말들이 양쪽에서 잡아당긴 실험이었습니다. 반구는 떨어지지 않았다고 하죠.

보일은 이 실험 소식을 듣고 비슷한 장치를 만들어 공기가 어떤 역할을 하는지 알아봤습니다. 로버트 후크가 실험에 쓰이는 장치와 공기펌프를 만들었다고 해요. 이 실험을 그린 유명한 그림이 런던 테이트 갤러리에 있습니다(그림 2).

그림에서처럼 보일은 유리공 안에 새를 넣고 공기펌프를 이용해서 공기를 뺐습니다. 새는 아픈 듯 보이더니 갑자기 발작을 하다 죽었죠. 새뿐만 아니었습니다. 뱀도 쥐도 그랬습니다. 이 실험을 통해

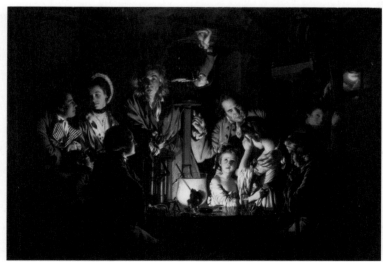

그림 2 · 공기펌프 속의 새 실험: 조지프 라이트(1769)

서 보일은 이렇게 결론을 내리죠. "생명체는 모두 공기 중에 있는 동일한 성분을 필요로 한다. 분명 생기(vital spirit)에 필수적인 입자들이 공기 중에 있을 것이다".

보일의 실험은 갈레노스의 이론도 여지없이 반박했습니다. 갈레노스의 이론대로라면 몸에서 생성되는 검은 연기를 제거하면 더 잘 살아야 하는데 공기펌프를 이용해서 그것을 제거해주었는데도 새가 죽었으니까요.

보일의 실험을 도왔던 후크가 폐를 이용해서 한 실험도 보일의 결론을 뒷받침했습니다. 후크는 1664년에 살아 있는 개의 가슴을 열고 기관지에 손풀무를 달았습니다. 손풀무질을 하는 동안 개의 폐는 커졌다 작아졌다를 반복했고 개는 살아 있었습니다만 풀무질을 멈추자 심장이 멎고 개는 죽었습니다. 후크는 몇 년 후 개의 폐에 비슷한 실험을 했는데 이때는 기관지에 방광을 달아서 개가 자신이 뱉은 공기를 다시 들이마시도록 했죠. 몇 분 후 개는 거의 죽을 지경이 되었지만 방광을 제거하자 개는 다시 살아났습니다. 이 실험들은 생존에 필수적인 공기 중의 어떤 성분이 폐 속으로 들어간 후 다른 성분으로 바뀌어 배출된다는 것을 의미했습니다.

보일이 윌리스의 이론이 틀렸다는 것을 간접적으로 보여주었다면 피의 색과 공기와의 관계를 직접적으로 보여준 사람은 로우어(Richard Lower)였습니다. 그는 후크와 함께 개의 폐를 이용한 실험을 했는데 한 실험에서 개의 기관지를 막고 목동맥의 피의 색을 관찰했던 겁니다. 기관지를 막고 얼마 지나지 않아 목동맥의 피가 마치 정맥피처럼 검게 변하자 그는 목동맥을 열고 그 검은피를 접시에 받았습니다. 그러자 그 피는 다시 붉은색으로 변했습니다. 보일의 이론대로 피의 색을 바꾸는 것은 분명 공기 중에 있는 '무엇'이었던 겁니다. 공기 중의 그 무엇이 산소라는 것은 라부아지에(Antoine-Laurent de Lavoisier)와 프리스틀리(Joseph Priestley)가 밝혀냅니다. 이산화탄소는 블랙(Joseph Black)이 찾아내죠. 근대 호흡 생리의 시작은 이런 거장들의 노력 덕분이었습니다.

호흡계의 구성

자, 이제 본론으로 들어갑시다. 먼저 호흡계의 구성부터 볼까요? 호흡계라 하면 허파(폐)만 생각하기 쉽지만 실제로는 공기가 지나가는 장기들 모두를 말합니다(그림 3). 머리 쪽에서부터 코, 입, 인두, 후두, 기관, 기관지. 허파꽈리(폐포) 순입니다. 이들 중 산소와 이산화탄소의 교환이 일어나는 곳은 기관지 일부와 폐포이고 나머지는 공기가 드나드는 통로입니다.

호흡계를 구성하는 기관 중 인두나 후두는 일반인들에게는 생소할 테지만 사실은 누구나 다 한 번씩은 들어본 이름입니다. 이비인후과(耳鼻咽喉科)의 인(咽)과 후(喉)가 바로 인두와 후두를 가리키거든요. 이(耳)와 비(鼻)는 귀와 코를 가리키는 말인 것은 아시죠? 인두는 코와 입의 내부 공간이 합쳐지는 곳에서 식도가 시작하는 곳까지

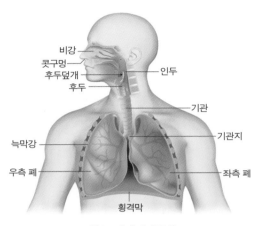

비강
콧구멍
후두덮개
후두
인두
기관
기관지
늑막강
우측 폐
좌측 폐
횡격막

그림 3 · 호흡계의 구성

의 공간을 말합니다. 감기에 걸려 병원에 가면 의사들이 들여다보는 곳이 바로 인두입니다. 감기에 걸리면 인두의 림프절들이 부어오르거든요. 후두는 인두와 기관 사이의 공간을 말합니다. 이 공간으로 음식물과 공기가 같이 지나가죠.

코와 입의 공간을 아래쪽으로 연장시켜보면 코가 입의 위쪽에 자리하고 있으니 당연히 기관이 식도의 뒤쪽으로 지나가야 할 것 같지만 실제로는 식도가 기관의 뒤쪽에 놓여 있습니다. 잘못하면 음식물이 기관으로 들어가기 딱 좋게 생겼지요. 다행히도 우리 몸에는 음식물이 기관으로 넘어가는 걸 방지할 수 있는 장치(후두 덮개)가 있습니다(그림 4). 음식물이 기관으로 잘못 들어가면 사레가 들리죠. 후두 덮개가 제 기능을 못해 음식물이 기관지로 들어가면 폐렴으로 발전할 수 있습니다.

기초부터 탄탄하게, 처음 듣는 의대 강의

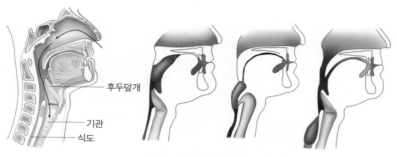

그림 4 · 후두덮개의 기능

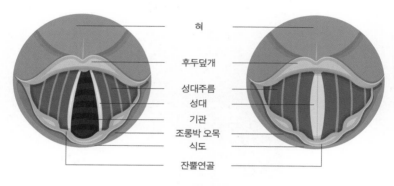

그림 5 · 성대의 모양

성대가 있는 곳도 후두입니다. 내시경을 통해 들여다보면 그림 5
처럼 생겼습니다.

후두 아래로는 기관이 연결되어 있습니다. 기관은 좌우로 나뉘어
기관지가 됩니다. 이렇게 나뉜 기관지는 계속 둘로 나뉩니다. 약 23
번 나뉘죠. 이렇게 나누어진 마지막 가지의 끝이 꽈리형태의 폐포입
니다(그림 6). 허파꽈리라고도 불러요. 여기가 산소와 이산화탄소의

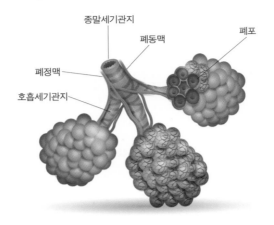

그림 6 · 폐포와 세기관지

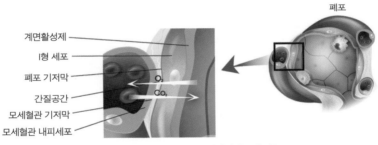

그림 7 · 폐포에서의 산소, 이산화탄소의 이동

교환이 실제로 일어나는 곳입니다. 한 층의 세포층으로 덮여 있고 주위는 모세혈관이 둘러싸고 있어서 폐포 내의 산소가 모세혈관으로, 모세혈관 내의 이산화탄소가 폐포 쪽으로 쉽게 이동할 수 있습니다(그림 7).

숨 들이쉬기 내쉬기

··

옆사람이 숨쉬는 걸 본 적이 있나요? 스스로도 숨쉬는 걸 느끼기도 어려운데 하물며 다른 사람이야. 만약 숨 쉬는 것이 보이면 그 사람은 정상이 아닙니다. 정상이라면 숨을 쉬는지 안 쉬는지 보이지 않아야 하거든요.

숨을 부드럽게 쉴 경우 눈에 잘 띄지 않는 이유는 숨쉬는 데 큰 힘이 필요하지 않기 때문입니다. 앞에서도 말씀드렸지만 폐는 공기를 자동적으로 끌어당기는 것이 아니에요. 횡격막과 가슴 근육들이 수축해야만 하지요. 숨을 크게 들이켜보세요. 가슴에 있는 근육들이 긴장하면서 가슴(흉곽)이 커지는 게 느껴지죠? 평소 이 근육들은 천천히(분당 약 12~20회) 그리고 약하게 수축합니다. 그러니 자신도 모를 밖에요.

흉곽이 팽창하면 폐가 늘어나고 폐포가 확장되면서 폐포 안의 압력이 떨어집니다. 그렇게 되면 공기는 수동적으로 들어옵니다. 참 신기하죠? 가슴 근육이나 횡격막이 폐포와 직접 연결된 것도 아닌데 어떻게 폐포를 확장시킬까요? 그 이유는 폐의 구조에 있습니다.

폐는 흉막이란 구조물에 둘러싸여 있습니다. 막은 폐와 직접 닿는 부분과 닿지 않는 부분으로 나뉩니다. 닿은 부분은 폐쪽 흉막, 닿지 않는 부분은 벽쪽 흉막이라고 합니다. 물풍선을 주먹으로 누를 때 풍선에서 손과 닿는 면, 닿지 않는 면이 생기는 것과 비슷합니다

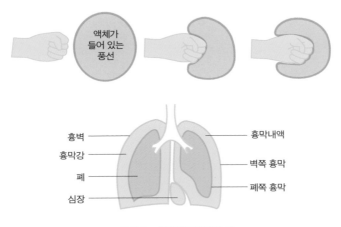

흥벽 ─────
흥막강 ─────
폐 ─────
심장 ─────

───── 흥막내액
───── 벽쪽 흥막
───── 폐쪽 흥막

그림 8 · 흥막에 둘러싸인 폐

(그림 8). 닿는 면이 폐쪽 흥막, 닿지 않는 쪽이 벽쪽 흥막인 셈이죠. 이 두 막은 연결되어 있고 막과 막 사이 공간(흥막강)에는 액체가 존재해서 두 막의 마찰을 줄여줍니다.

실제로 흥막과 흥막 사이의 공간인 흥막강은 거의 보이지 않습니다. 흥막염 같은 병이 생겨서 이 공간에 물이 차거나 하는 경우가 아니라면 사람들은 평생 흥막이나 흥막강에 대해서 모르고 살 겁니다.

하지만 흥막은 폐에서 꽤 중요한 역할을 합니다. 흥막은 호흡을 하면서 폐가 커졌다 작아졌다 하는 동안 폐와 흉곽 사이의 직접적인 마찰을 막아줍니다. 흥막강 속의 흥막액이 그런 역할을 하죠. 흥막은 폐가 찌부러지지 않게 잡아주는 역할도 합니다.

폐는 부드럽고 탄성이 큰 조직입니다. 순대 파는 식당에 가서 한번 보세요. 거기서 파는 허파를 만져보면 치밀하고 탄성이 큰 것을

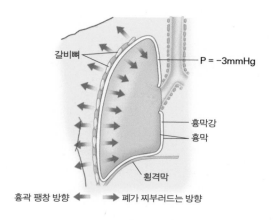

갈비뼈

P = −3mmHg

흉막강
흉막

횡격막

흉곽 팽창 방향 ←   → 폐가 찌부러드는 방향

그림 9 · 흉곽, 흉막강, 폐에 걸리는 힘의 방향

알 수 있습니다. 자체 무게도 있죠. 그러다보니 폐는 응축하려는 성질, 즉 찌부러지려는 성질이 있습니다. 흉곽은 그럴 수 없죠. 흉곽은 뼈가 든든하게 받쳐주고 있어 찌부러질 수가 없습니다. 흉막을 사이에 두고 안에 있는 폐는 찌부러지려고 하고 흉곽은 버티는 형국입니다. 그렇게 되면 흉막강 내 압력은 자연히 폐 안쪽의 압력보다 낮아지게 됩니다. 대기와 연결되어 있는 폐포 안을 기준으로 하면(폐포압을 0으로 잡으면) 음압이 걸리는 셈이죠(그림 9).

잘 이해가 되지 않으세요? 거꾸로 생각하면 쉽게 이해할 수 있습니다. 만약 폐가 팽창하고 흉곽은 찌부러진다고 생각해보세요. 그러면 가운데 긴 공간(흉막강)은 눌릴 겁니다. 압력이 올라가겠죠. 폐 안쪽보다 더 압력이 올라갈 수 있습니다. 이제 흉곽과 폐가 서로 멀어진다고 생각해보세요. 반대 현상이 일어나겠죠. 압력은 떨어집니다.

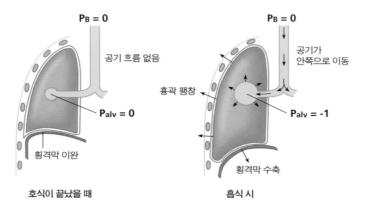

그림 10 · 흡식시의 공기 흐름

이렇게 흉막강에 음압이 걸리면 폐는 마음대로 찌부러질 수 없습니다. 이것이 폐가 자체의 무게와 탄성이 있음에도 찌부러지지 않고 형태를 유지하는 이유입니다.

자, 이 상태에서 숨을 들이키는 경우(흉곽이 커지는 경우)를 생각해보죠(그림 10). 흉곽이 커지면 흉막에 의해 흉곽에 붙어 있는 폐도 따라 커집니다. 폐가 커지면 폐포도 커집니다. 부피가 커지면 그 공간 내의 압력은 떨어지기 마련입니다.

음, 이해가 잘 안 된다면 보일의 법칙을 생각하셔도 됩니다. 보일의 법칙은 온도가 일정할 때 압력과 부피의 곱은 일정하다는 건데요, 식으로는 '압력×부피=일정한 값' 이렇게 씁니다. 이 식에서 부피가 커지면 압력은 작아져야죠. 곱한 값이 일정하니까요.

숨을 내쉴 때는 반대가 되죠. 흉곽도 폐도 찌부러지는 쪽으로 움

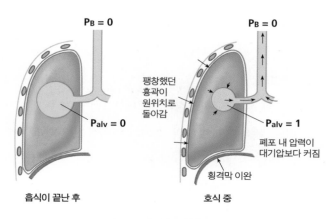

그림 11 · 호식시의 공기 흐름

직입니다. 폐 안쪽의 폐포는 눌리면서 부피가 작아지죠. 압력은 올라갈 겁니다. 폐포 내 압력이 대기압보다 높아지면 공기는 기관을 통해 몸 밖으로 나갈 겁니다(그림 11).

호흡은 어떻게 일어날까?

··

호흡을 할 때 단 한 번이라도 '이번엔 숨을 내쉬어야지' 혹은 '들이쉬어야지'라고 생각해본 적이 있나요? 복식호흡을 하거나 의식적으로 숨을 참아야 하는 경우가 아니라면 그런 생각은 아무도 하지 않습니다. 사람이 걷는 것도 마찬가지죠. 우리가 걸을 때 손과 발을 교차하여 사용하죠. 하지만 '이번에는 왼손과 오른발이 같이 나가도록 해야지'라고 생각하며 걷는 사람은 없습니다. 숨쉬는 것도 같습니다. 이번엔 숨을 들이마시고 다음엔 내쉬어야지 이렇게 생각하며 호흡하는 사람은 없습니다.

동작을 할 때 의식이나 생각의 개입이 없다는 것은 대뇌가 관여하지 않는다는 뜻이기도 합니다. 대뇌의 영향을 완전히 배제할 수는 없지만 기본적인 기능을 수행하는 데 대뇌가 꼭 필요하지 않다고 할 수는 있습니다. 반사(reflex)나 숨쉬기, 걷기 따위의 동작은 대뇌가 없어도 일어날 수 있거든요. 실제로 반사나 걷기는 척수에, 숨쉬기는 연수(medulla)에 중추가 있어서 실험동물에서 대뇌를 제거해도 반사, 걷기, 숨쉬기 등이 가능합니다.

자동적인 동작은 반복적이고 주기적입니다. 왼발이 나가면 그 다음은 오른발이 나가고 숨을 들이마시면 숨을 내쉬어야 합니다. 각각의 동작을 담당하는 근육들이 모두 다르고 이 근육들이 모두 서로 다른 신경의 지배를 받는 것을 고려한다면 각 신경들이 주기적·반복적으로 흥분한다고 할 수 있습니다. 실제로 호흡을 담당하는 신경세포들이 흥분하는 것도 바로 이런 식입니다. 흡식을 담당하는 근육을 지배하는 신경이 흥분하면 그 뒤를 이어 호식을 담당하는 근육을 지배하는 신경이 흥분하는 식이죠. 이 둘 사이에는 서로가 서로를 억제하는 장치가 존재합니다. 즉, 흡식신경이 흥분하면 다른 신경을 통해 호식신경을 억제하고, 호식신경이 흥분하면 마찬가지 방법으로 흡식신경을 억제하는 식입니다(그림 12).

이런 기능을 하는 신경세포가 있는 곳은 아마 연수(medulla)일 것

기초부터 탄탄하게, 처음 듣는 의대 강의

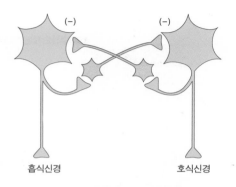

그림 12 · 흡식신경과 호식신경의 상호억제

으로 추정하고 있습니다. 이와 관련된 실험은 1806년 프랑스 생리학자인 르갈르와(Julien-Jean-Cesar Legallois)가 처음 했다고 알려져 있죠. 대뇌를 제거해도 토끼가 15분 정도 살 수 있다는 걸 발견한 르갈르와는 어디를 제거해야 토끼의 호흡이 멎는지 확인하기 위해 중뇌부터 연수까지 차례로 잘라나갔습니다. 그리고 연수 부분, 정확히는 8번 뇌신경이 나오는 수준에서 잘랐을 때 토끼의 호흡이 멎는 것을 발견합니다. 르갈르와는 호흡을 담당하는 부위가 잘린 부위 위에 있을 것으로 추정하고 그 부분을 호흡중추(respiratory center)라고 불렀습니다. 물론 연수만 호흡을 조절하는 것은 아닙니다. 연수 바로 위에 있는 교뇌(pons), 중뇌 등에도 호흡조절기능이 있습니다. 그래서 연수나 교뇌, 중뇌 등이 교통사고나 병(예를 들면 중풍 같은 질환)에 의해 손상되면 호흡이 달라지죠. 신경과에서는 호흡형태를 보고 병변 부위를 추정하기도 합니다(그림 13).

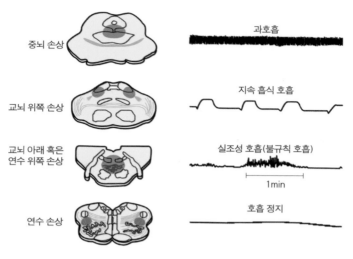

중뇌 손상　　　　　　　　　　　　　과호흡

교뇌 위쪽 손상　　　　　　　　　　지속 흡식 호흡

교뇌 아래 혹은　　　　　　　　　　실조성 호흡(불규칙 호흡)
연수 위쪽 손상

　　　　　　　　　　　　　　　　　├────┤ 1min

연수 손상　　　　　　　　　　　　　호흡 정지

그림 13 · 중추 손상 부위별 호흡 이상

　호흡에 이상이 오는 질환 중에 온딘의 저주(Ondine's curse)라는
이름이 붙은 것이 있습니다. '온딘'은 물의 요정의 이름입니다. 언딘
(Undine)이라고도 합니다. 세월호 당시 해양구난업체의 이름도 '언
딘'이었죠. 온딘은 푸케(Friedrich de la Motte Fouqué)라는 작가가 프
랑스에서 전해 내려오는 이야기를 바탕으로 쓴 작품 속 주인공의 이
름입니다.

　한스라는 남자에게 반한 물의 요정 온딘이 요정으로서의 불멸의
삶을 포기하고 한스와 결혼합니다. 하지만 결혼 후 한스는 온딘과
결혼하기 전 사귀던 여자와 불륜을 저지르죠. 이에 분노한 온딘은
한스에게 깨어 있을 때에는 숨을 쉴 수 있지만 잠들게 되면 숨을 쉴

기초부터 탄탄하게, 처음 듣는 의대 강의

수 없을 것이라고 저주를 내립니다. 한스가 결혼 전에 자신의 호흡으로 온딘에 대한 사랑과 성실을 서약했기 때문이었죠. 온딘의 이야기는 우리가 잘 알고 있는 〈인어공주〉의 모태로도 알려져 있습니다.

이 병은 central hypoventilation syndrome이라 부릅니다. 우리 말로 옮기면 '중추성 과소호흡 증후군'이라고 할 수 있습니다. 이 병에 걸리면 호흡의 자동성이 사라지기 때문에 잠을 잘 수 없습니다. 무호흡상태가 되거든요. 깨어 있는 동안은 문제가 없습니다. 잠을 잘 자지 못하게 되니 이로 인해 각종 병이 생기죠. 뇌(brain)나 뇌줄기 (brain stem)를 다치는 경우 혹은 선천적 이유로 발생합니다.

헤모글로빈 산소 포화곡선

∵

호흡의 목적은 산소를 받아들이고 이산화탄소를 배출하는 것입니다. 적혈구가 이 기체들을 운반한다는 것은 아시죠? 혹시 적혈구가 산소만 운반한다고 오해하는 것은 아니죠? 두 기체 모두 적혈구가 운반합니다. 물론 산소나 이산화탄소가 피에 녹아서 이동하기도 하지만 비중은 그리 크지 않습니다.

적혈구에서 산소는 헤모글로빈에 붙어 이동합니다. 피가 빨갛게 보이는 건 헤모글로빈 때문입니다(정확하게 말하자면 헤모글로빈의 철 이온과 산소가 결합하기 때문이죠. 헤모글로빈은 최대 4분자의 산소와 결합할 수 있습니다). 헤모글로빈과 산소의 결합은 핏속 산소의 압력에

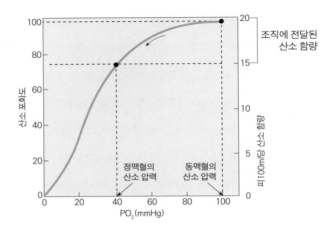

그림 14 · 산소 포화곡선

따라 정해지는데 그 특성이 재미있습니다. 그림 14를 한번 보시죠.

그래프에서 x축은 핏속 산소 압력, y축은 헤모글로빈의 산소 포화도를 보여주고 있습니다. 이 그래프의 재미있는 점은 곡선의 기울기가 산소 압력에 따라 다르다는 겁니다. 산소 압력이 낮을 때는 급하고 높아지면 완만해지죠. 기울기가 완만한 구간은 핏속 산소 압력이 100~40mmHg 사이입니다. 핏속 산소 압력이 40mmHg 이하로 내려가면 헤모글로빈의 산소 포화도는 급격히 떨어집니다.

100mmHg, 40mmHg는 중요한 값입니다. 동맥혈의 산소 압력이 100mmHg, 정맥혈의 산소 압력이 40mmHg입니다. 다시 말하면 산소 압력이 100mmHg일 때, 즉 동맥피에서의 헤모글로빈 산소 포화도는 97.5%가 되고, 산소 압력이 40mmHg 이하로 내려가는 조

건, 즉 정맥에서는 헤모글로빈의 산소 포화도가 75% 이하로 급격히 떨어진다는 뜻입니다. 우리 몸에서 산소 압력이 가장 높은 곳은 폐이죠. 가장 낮은 곳은 조직입니다. 산소 압력이 높은 폐에서는 헤모글로빈과 산소가 결합하고 산소 압력이 낮은 조직에서는 헤모글로빈으로부터 산소가 떨어진다는 뜻이 됩니다. 이런 식으로 적혈구는 산소를 폐에서 조직으로 전달합니다.

적혈구의 헤모글로빈은 이산화탄소와도 결합하죠. 이산화탄소가 헤모글로빈과 직접 결합하여 운반되는 비중은 이산화탄소 운반 전체를 100%로 잡았을 때 약 20% 정도를 차지합니다.

헤모글로빈과 가장 강력하게 결합하는 기체는 일산화탄소입니다. 산소와 비교하면 헤모글로빈과 200배 이상 잘 결합합니다. 일산화탄소가 헤모글로빈과 결합하면 1) 헤모글로빈이 산소와 결합할 수 있는 능력을 감소시키고 2) 산소에 대한 헤모글로빈의 친화도를 증가시켜서 산소 압력이 낮은 조직에서도 헤모글로빈에서 산소가 잘 떨어지지 않게 됩니다. 이렇게 되면 헤모글로빈에 산소는 있지만 조직으로 공급이 되지 않게 됩니다. 일산화탄소 중독으로 사망한 사람의 혈색이 붉은 이유는 헤모글로빈으로부터 산소가 떨어지지 않았기 때문입니다.

지금은 일산화탄소 중독이 거의 없지만 70년대에는 참 많았습니다. 겨울이 되면 연탄가스 중독에 의한 사망기사가 거의 매일 신문에 나왔으니까요. 연탄가스 중독의 유일한 치료법은 고압산소탱크 요법이었습니다. 환자를 고압산소탱크에 넣어 고압을 이용해 핏속에 산소를 녹여 넣고(산소는 핏속에 직접 녹아서 이동하기도 하는데 산소 압력이 높으면 핏속에 산소를 많이 녹일 수 있거든요) 헤모글로빈에서 일산화탄소를 떼어내는 치료법이었죠. 그 당시엔 연탄가스 중독이 많아서 동네 병원이라도 고압산소탱크를 갖춘 곳이 제법 있었습니다. 지금은 보기 어려워졌지만 말이죠. 가끔 사고가 나기도 했습니다. 고압산소탱크 속에서 정신을 차린 환자가 늘 하던 대로 주머니에서 담배를 꺼내 불을 붙이다가 그만…. 그런 사고가 있고 난 후엔 환자를 탱크 안에 넣기 전에 주머니 검사가 필수가 되었다는 얘기도 들었습니다.

이산화탄소의 중요성

저는 공군에 있었습니다. 청주 공군사관학교 옆에 있는 공군항공의학 적성훈련원이란 곳에서 근무했습니다. 거기는 조종사들이 비행을 할 수 있는 상태인지 검사도 하고 교육도 시키는 곳이었죠. 민간 소속 비행 종사자들도 교육을 많이 받으러 왔습니다. 거기서 한 기내근무자가 들려준 이야기가 아직도 기억에 남습니다.

"속초에서 김포로 가는 비행기였어요. 한 승객이 이륙하기 전부터 안절부절못하더니 비행기가 뜨고 나서 아주 난리가 났어요. 막 고함을 치고 일어나려고 하고 숨은 쌕쌕 몰아쉬고. 다들 달려들어 진정시키려고 했는데 그게 뭐

기초부터 탄탄하게, 처음 듣는 의대 강의

쉽게 되나요. 비행기 안에는 의사도 없지. 어찌어찌 김포에 도착했는데 웬걸 비행기가 내리자마자 멀쩡하게 걸어 나가더라고요"

전형적인 비행공포증을 보이는 환자였습니다. 이런 사람들은 숨을 빨리 쉬어 문제가 발생합니다. 숨 좀 빨리 쉬면 어떠냐고요? 숨을 빨리 쉬면 우리 몸의 산도(pH)가 변하기 때문에 그렇습니다. 산도는 수소이온 농도로 결정됩니다. 우리 체액의 산도(pH)는 중성(pH=7.4)인데 숨을 빨리 쉬면 산도가 염기성으로 바뀌죠. 체액이 염기성으로 바뀌면 그게 뭐 그리 대수냐 싶지만 직접 체험해보면 그 말이 쏙 들어갈 겁니다. 풍선 여러 개를 연속해서 빨리 불어보세요. 어떤 증상이 오는지. 안 그래도 비행공포증이 있는데 몸 상태가 나빠지면 환자가 어떻게 반응할지 굳이 말하지 않아도 아시겠죠?

이산화탄소는 체액의 산도를 결정합니다. 이산화탄소가 물에 녹으면 탄산이 되죠. 탄산은 물속에서 해리되어 수소이온을 내게 되니 결국 이산화탄소가 체액의 산도를 바꾸게 되는 거죠. 위 환자는 호흡이 빨라지면서 체내의 이산화탄소 농도가 낮아지게 되었고 그 결과 탄산과 수소이온 농도가 감소하게 되어 체액이 염기성으로 변한 겁니다.

$$CO_2 + H_2O \leftrightarrow H_2CO_3 \leftrightarrow H^+ + HCO_3^-$$

$$pH = -\log_{10}[H^+]$$

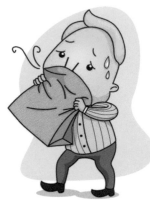

그림 15 · 종이봉투 호흡

이럴 때 할 수 있는 응급처치는 환자에게 종이봉투를 쥐어준 뒤 종이봉투를 입과 코에 밀착하여 호흡을 시키는 겁니다(그림 15). 이렇게 하면 자기가 내뱉은 이산화탄소를 다시 들이마시는 셈이라 체내 이산화탄소를 일정 수준으로 유지할 수 있습니다. 이렇게 해서 체액의 산도(pH)가 일정하게 유지되기만 하면 이산화탄소 과배출로 인한 증상들은 조절할 수 있습니다.

전쟁 영화에 보면 군인들이 물속으로 숨을 때 긴 대롱을 쓰는 장면이 나오죠? 대롱만 있으면 물속에서도 숨을 쉴 수 있을 것 같지만 꼭 그런 건 아닙니다. 대롱의 부피가 문제죠. 사람이 한 번 숨을 쉬면 보통 500ml 정도의 공기가 움직입니다. 그런데 그 공기가 다 호흡에 쓰이지는 못해요. 기관지에서 호흡에 관여하는 부위는 폐포와 폐포가 시작되기 전 일부의 기관지만이거든요. 나머지 부위는 호흡에 참여하지 못하고 그저 공기가 드나드는 통로 역할만 합니다. 그 역할만 하는 부위의 부피가 약 150ml 정도 되니 정작 호흡에 참여하는 공기의 부피는 350ml밖에 안 됩니다. 만약 대롱의 부피가 500ml 이상이라면 뱉은 공기를 다시 마시는 셈이 되죠. 마치 종이봉투로 호흡을 하는 것과 같습니다. 로버트 후크가 개를 대상으로 실험할 때 기관지에 방광을 달았다고 했었죠. 개가 계속 같은 공기로 호흡을 하면서 거의 죽을 지경에 이르렀다고 위에서 말씀드렸죠. 대롱의 부피가 크면 같은 현상이 벌어질 겁니다.

계면활성물질

∵

물분자의 분자식은 H_2O입니다. 물분자는 전기적으로 중성이지만 전하의 분포는 균등하지 않죠. 수소원자와 산소원자가 극성 공유결합을 하기 때문입니다. 모델을 보면 그림 16과 같습니다. 이런 특성 때문에 한 물분자의 산소와 다른 물분자의 수소는 서로 끌리게 마련입니다.

그런데 물분자가 다른 물분자들에 의해 끌리는 상태는 물분자의 위치에 따라 다릅니다. 먼저 물속에 있을 때를 봅시다. 물속에 있는 물분자는 주위의 물분자들로부터 모든 방향으로 끌리는 힘을 받습니다. 이 모든 힘을 다 합하면 한 개의 물분자가 받는 힘은 0이 됩니다. 반대 방향의 힘끼리 서로 상쇄가 되기 때문입니다. 그림 17의 1)에 해당합니다. 그럼 물표면에 있는 물분자는 어떨까요? 물의 표면에 있는 물분자의 위쪽에는 물분자가 없기 때문에 위쪽으로 끌리는 힘을 받지 않습니다. 그래서 전체적으로 보면 물속으로 끌리는 힘을 받게 됩니다. 그림 17의 2)에 해당하죠. 물속으로 물분자가 끌려 들어가면 옆에 있는 물

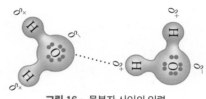

그림 16 · 물분자 사이의 인력

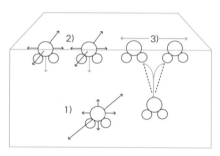

그림 17 · 위치에 따른 물분자의 상호인력

분자와 가까워지고 같은 극끼리 마주보게 되면서 이번에는 서로를 밀어내는 힘이 발생하게 됩니다. 그림 17의 3)에 해당합니다. 3)에서 물분자끼리 서로 밀어내는 힘을 표면장력이라고 부릅니다.

표면장력은 물방울의 표면적을 최대한 작게 만듭니다. 그런 이유로 물방울의 모양은 구형에 가깝게 됩니다.

표면장력을 느낄 수 있는 실험으로 잘 알려진 것이 있습니다. 클립을 물 위에 띄우는 실험이죠. 클립을 물 위에 띄우면 물에 뜹니다. 표면장력이 클립을 받치기 때문입니다(그림 18).

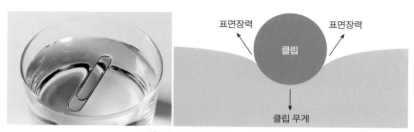

그림 18 · 클립을 띄우는 표면장력

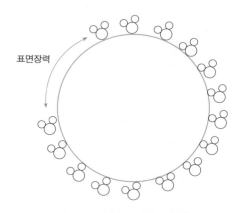

표면장력

그림 19 · 물속 공기 방울에 대한 표면장력

이번에는 물속에 공기방울이 들어 있는 경우를 생각해볼까요? 이 경우에는 공기방울을 둘러싸고 있는 물분자들 사이에 표면장력이 발생하겠죠. 이 표면장력은 물방울을 포위하고 옥죕니다(그림 19). 이런 상태에 놓인 공기방울이 팽창하기란 쉽지 않습니다. 폐포도 바로 이런 상태에 놓여 있다고 할 수 있습니다. 기관지를 통해 공기가 들어오려면 폐포가 잘 팽창해야 합니다. 팽창이 쉽지 않다면 호흡할 때 힘이 들 겁니다.

그렇기 때문에 인체는 폐포에 걸린 표면장력을 낮춰야만 합니다. 표면장력을 낮추는 물질이 있는데 그걸 계면활성제라고 하죠. 영어로는 surfactant라고 합니다. 이 말은 **surface active agent**의 줄인 말입니다.

계면활성제는 물과 친한(친수성) 부분과 물과 친하지 않은(소수

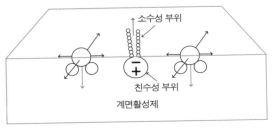

그림 20 · 계면활성제의 작용

성) 부분을 다 가지고 있는 물질입니다. 우리 주변에서 볼 수 있는 액체세제 등이 계면활성제의 일종이죠. 앞에서 물 위에 클립을 띄우는 실험을 보여드렸는데요, 컵에 액체세제 한 방울을 떨어뜨리면 곧바로 클립이 가라앉습니다. 물 표면에 걸린 표면장력을 약하게 만들기 때문이죠. 이런 물질이 물표면의 물분자와 섞이게 되면 물분자끼리의 작용을 방해해서 표면장력을 낮출 수 있습니다. 그리고 계면활성제의 물과 친하지 않은 부분(소수성 부분)이 물 밖으로 올라서기 때문에 계면활성제 분자를 물 밖으로 당기게 됩니다. 이렇게 되면 계면활성제 분자는 물속으로 향하는 물분자와 대립하게 되죠(그림 20). 이 작용 또한 표면장력을 낮춥니다.

만약 계면활성제가 없으면 폐포가 팽창하기가 어려워져 숨쉬기가 곤란해집니다. 조산아인 경우 실제로 이것이 문제가 됩니다. 계면활성제는 폐포의 안쪽 면에 있는 2형 폐포 세포에서 만들어지는데(그림 21) 처음 만들어지기 시작하는 시기는 임신 7개월부터입니다. 그래서 7개월 이전에 세상에 나오게 되면 숨쉬기가 무척 어렵습

기초부터 탄탄하게, 처음 듣는 의대 강의

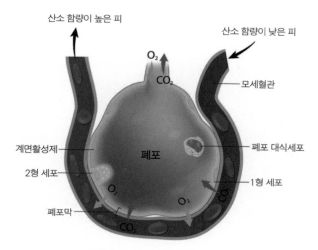

산소 함량이 높은 피

산소 함량이 낮은 피

O_2

CO_2

모세혈관

계면활성제

폐포

폐포 대식세포

2형 세포

1형 세포

O_2

O_2

CO_2

폐포막

CO_2

그림 21 · 폐포 내의 세포들

니다. 신생아 호흡곤란 증후군(infant respiratory distress syndrome)
으로 불립니다. 이런 아기는 인공 계면활성제를 폐에 투여하면 증상
을 호전시킬 수 있습니다. 요즘은 의료기술이 좋아져 임신 7개월 이
전에 태어나는 조산아도 살릴 수 있게 되었지만 그래도 임신 7개월
전에 태어나게 되면 병원 문을 나서기까지 무척 힘든 시간을 보내야
합니다.

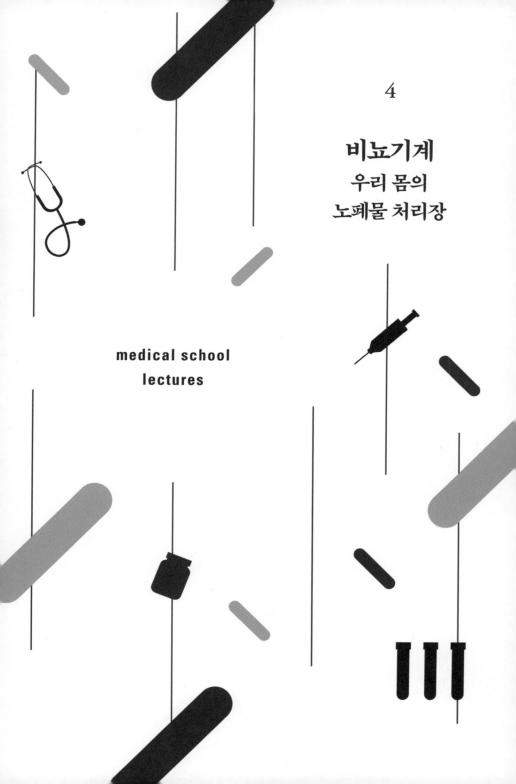

4

비뇨기계
우리 몸의
노폐물 처리장

medical school
lectures

신장은 한의학에서 오장육부 중 하나로 대접을 받는 장기이지만 서양의학에서는 그리 중요하게 다뤄지지 않았습니다. 심장이나 폐, 간 등에 비해 관심을 많이 받지 못했죠. 육안으로 구별할 수 있는 구조는 그럭저럭 알려져 왔지만 신장의 기능을 이해하는 데 필요한 자세한 해부학적 구조는 1600년대 중반 말피기(Marcello Malpighi)가 현미경을 이용하여 신장에서 모세혈관을 관찰한 이후부터 밝혀지기 시작했습니다.

신장은 복막 뒤쪽, 12번 흉추에서 3번째 요추 사이에 있는 강낭콩 모양의 장기입니다(그림 1, 2). 복막은 배를 열었을 때 보이는 막인데, 이 막은 배 속의 소화기관들을 잡아주는 역할을 하고 있죠. 신장은 복막 뒤쪽에 있어서 배를 열었을 때 바로 보이지 않습니다. 신장이 등 쪽에 가깝기 때문에 신장에 문제가 있으면 등 쪽 갈비뼈 아래나 엉덩이 위가 아프죠(그림 3). 신장을 반으로 잘라보면 혈관과 요관 그리고 삼각형 모양의 구조물(신장 추체 혹은 신장 피라미드라고 불러요) 등이 보이는데(그림 2) 육안으로 볼 수 있는 건 여기까지입니다. 신장 추체나 그 위의 신피질에는 관이 많이 있는데 그건 육안으

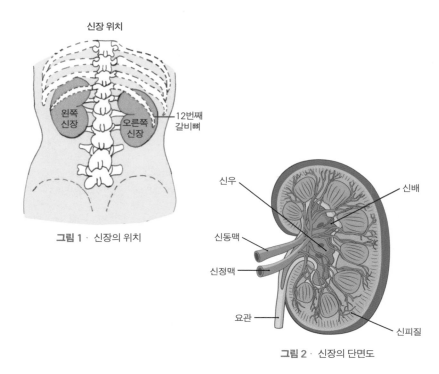

신장 위치

왼쪽
신장

오른쪽
신장

12번째
갈비뼈

그림 1 · 신장의 위치

신우

신배

신동맥

신정맥

요관

신피질

그림 2 · 신장의 단면도

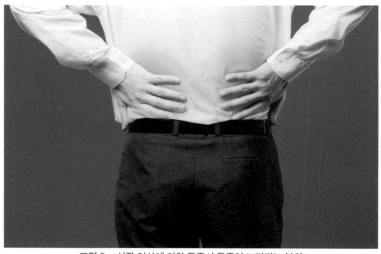

그림 3 · 신장 이상에 의한 통증시 통증이 느껴지는 부위

로 볼 수 없거든요.

신장에 존재하는 관은 피가 지나가는 혈관과 요가 지나가는 요관으로 나눌 수 있습니다. 의과대학 학생들은 신장을 어렵게 여기는 경향이 있는데 그 이유는 혈관과 요관을 항상 헷갈려하기 때문이지요. 사실 별것 아닌데 의외로 많은 학생들이 어려워합니다. 신장에서는 이 관들을 통한 물질이동만 정확히 이해하면 어렵지 않습니다.

혈관과 세뇨관의 관계

옛날 학자들도 신장에서 소변이 만들어지는 것은 알았습니다. 어떻게 만들어지는 줄 몰랐을 뿐이죠. 피가 신장으로 간 뒤 노란색 소변이 만들어지니 학자들은 신장에 체가 있어 피가 걸러진다고 생각했습니다. 갈레노스는 신장이 소변을 끌어당긴다고 표현했고요. 어떻게 표현하건 피의 어떤 성분이 요가 지나가는 관으로 이동해야만 소변이 만들어지겠죠? 걸러지는 과정, 즉 여과과정을 가장 간단하게 그림으로 표현하면 그림 4와 같습니다.

신장의 혈관과 요관 사이에 일어나는 일을 좀 더 실제에 가깝게 그린 모형도는 그림 5와 같습니다.

그림 4와 다른 점은 1) 마치 손 보자기처럼 생긴 곳으로 동맥이 들어왔다 나간 뒤 요관 옆에 가서 또다시 모세혈관을 만든다는 것과 2) 여과작용 외에도 재흡수와 분비과정이 더 있다는 것입니다(앞으

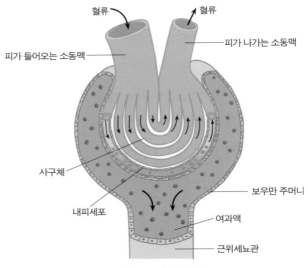

그림 4 · 소변의 여과

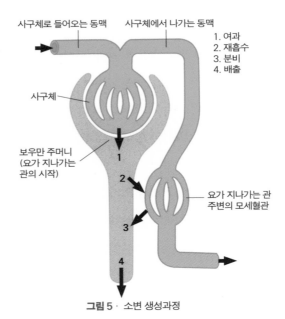

그림 5 · 소변 생성과정

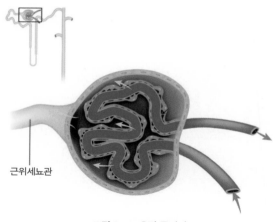

근위세뇨관

그림 6 · 보우만 주머니

로는 편의를 위해 요관을 세뇨관이라고 하겠습니다. 눈으로 볼 수 있는 큰 요관과 구별하기 위함입니다).

　동맥을 보자기처럼 싸고 있는 것의 정식 명칭은 보우만 주머니(Bowman's capsule)입니다. 이 구조물을 발견한 윌리엄 보우만(William Bowman)의 이름을 딴 것입니다. 주머니 안에 든 동맥뭉치는 사구체(glomerulus)라고 하고 사구체와 보우만 주머니를 합쳐, 발견자의 이름을 따서 말피기 소체(Malpighian corpuscle)라고도 합니다. 보우만 주머니에 사구체가 들어와 있는 모습은 그림 6과 같습니다.

　세뇨관 옆에 모세혈관이 있어야 하는 이유는 앞그림 5를 보면 알수 있습니다. 세뇨관 옆에 모세혈관이 있어야 어떤 물질이 사구체에서 제대로 여과가 되지 않더라도 피가 세뇨관 옆 모세혈관을 지나는 동안 다시 여과될 수 있습니다. 여과를 시킨 물질 중에서 다시 거둬들

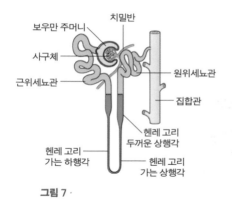

보우만 주머니
치밀반
사구체
근위세뇨관
원위세뇨관
집합관
헨레 고리
두꺼운 상행각
헨레 고리
가는 하행각
헨레 고리
가는 상행각

그림 7 ·

여야(재흡수) 할 것이 있는 경우에도 이 모세혈관을 이용하면 됩니다. 결국 마지막에 소변으로 배출되는 것은 여과한 것에서 다시 흡수한 것은 제하고 새로이 분비한 것을 더한 것이 되는 셈이죠 (배출=여과-재흡수+분비).

세뇨관은 조금 복잡합니다. 보우만 주머니-보우만 주머니에서 가까운 세뇨관(근위세뇨관)-헨레 고리-보우만 주머니에서 먼 세뇨관(원위세뇨관)-집합관(요가 최종적으로 모이는 관)으로 구성됩니다 (그림 7).

좀 더 복잡하게 나누는 게 맞는데 그렇게까지 하지 않는 것이 낫겠죠? 세뇨관의 기능도 부위별로 다 다릅니다. 학생들이 어려워하는 이유가 다 있습니다. 최대한 간단하게 설명하도록 하겠습니다.

1) 사구체

먼저 사구체부터 봅시다. 사구체는 보우만 주머니 안에 들어와 있는 혈관뭉치를 말합니다. 바로 여기서 처음 여과가 일어나죠. 여과가 일어나도록 하기 위해 사구체는 좀 특별한 혈관벽을 가지고 있어요. 혈관벽에 작은 구멍이 많이 있습니다(그림 8, 9). 마치 '체'처럼요. 옛날 학자들이 체가 있다고 생각했던 것이 틀리지 않은 겁니다.

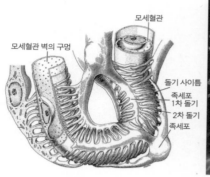
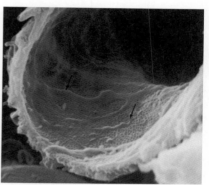

모세혈관

모세혈관 벽의 구멍

돌기 사이틈
족세포
1차 돌기
2차 돌기
족세포

그림 8 · 사구체 혈관과 족세포

그림 9 · 사구체 혈관벽의 구멍들

보우만 주머니 안의 혈관 꾸러미는 허공에 떠 있지 않습니다. 족(足)세포라 불리는 세포가 혈관을 잡고 있죠(그림 8). 족세포들이 혈관을 잡고 있는 부분에도 틈이 있습니다. 그래야 혈관벽 구멍을 통해 나온 물질들이 여과되어 보우만 주머니 속 공간으로 들어가지 않겠습니까?

혈관벽에 구멍이 나 있으니 구멍보다 작은 것들은 쉽게 통과하겠죠. 족세포의 돌기 사이에 난 틈도 장애물이긴 하지만 여기도 웬만한 물질들은 다 통과합니다. 일부 단백질은 빼고요. 신장에서 피를 거를 때 제일 중요한 원칙은 '몸에 꼭 필요한 물질은 몸 밖으로 버리지 않는다'입니다. 여기서 말하는 꼭 필요한 물질로는 당, 단백질, 그리고 중탄산염(HCO_3^-) 등을 들 수 있습니다. 다들 아시겠지만 당이 소변에 나오면 '당뇨'라고 하고, 단백질이 소변에 나오면 '신증후군'이라고 합니다. 중탄산염은 뒤에 다시 말씀드리죠.

2) 근위세뇨관

보우만 주머니를 거친 여과액은 제일 먼저 근위세뇨관으로 들어가는데 근위세뇨관에서는 보우만 주머니로 여과된 것들 대부분을 다시 재흡수합니다. 참 비효율적이죠? 처음부터 여과를 시키지 않으면 되었을 텐데, 굳이 다 여과시킨 다음에 다시 재흡수를 하니 말입니다. 마치 책상서랍 정리를 할 때 내용물을 다 쏟은 다음 필요한 물건을 다시 챙기는 것과 같습니다.

근위세뇨관으로 들어온 당이나 중탄산염이온은 거의 100% 재흡수됩니다. 당이 우리 몸에 중요한 물질이라는 것은 더 설명하지 않아도 되죠? 중탄산염이온도 상당히 중요합니다. 중탄산염이온(HCO_3^-)은 수소이온(H^+)과 결합하여 수소이온 농도를 낮추어 우리 몸의 산도(pH)를 조절하기 때문이죠($H^+ + HCO_3^- \leftrightarrow H_2CO_3 \leftrightarrow CO_2 + H_2O$). 중탄산염이 이렇게 중요한 역할을 하기 때문에 우리 몸은 중탄산염이온을 버리지 않습니다. 그래서 소변 중에는 중탄산염이온의 농도가 무척 낮습니다(그래서 소변은 산성입니다).

3) 헨레 고리

헨레 고리의 '헨레'도 발견자(Friedrich Gustav Jacob Henle)의 이름을 딴 것입니다. 헨레 고리는 아래로 내려가다가 다시 위로 올라가는 경로를 취하죠. 내려가는 부분을 하행각, 올리가는 부분을 상행각이라고 합니다.

고리의 하행각과 상행각은 성격이 다릅니다. 물과 용질에 대한 투과도가 서로 다르죠. 물은 하행각에서는 쉽게 빠져나갈 수 있지만 상행각에서는 어렵습니다. 물에 녹아 있는 용질은 하행각을 통과할 땐 쉽게 빠져나가지 못하지만 상행각에서는 잘 통과합니다. 상행각과 하행각의 물과 용질의 투과도 차이는 상행각과 하행각의 관을 이루는 세포의 특성이 다르기 때문입니다. 또, 상행각 세포 세포막에는 용질을 퍼내는 펌프가 존재해서 용질을 적극적으로 퍼낼 수 있기 때문이기도 하지요(하행각 세포의 세포막에는 없습니다).

상행각 세포에서 용질을 적극적으로 퍼내면 고리 주변의 조직과 모세혈관 내 용질 농도가 올라가게 됩니다. 그렇게 되면 하행각 속의 물이 따라 이동하게 됩니다. 소금을 먹으면 물을 찾게 되는 것처럼 짠 곳으로 물이 이동합니다. 상행각과 하행각에서 이런 일이 계속 되면 헨레 고리를 흐르는 여과액은 고리의 하행각으로 내려갈수록 점점 진해지고 상행각으로 올라갈수록 점점 묽어집니다. 이렇게 묽어진 여과액이 집합관으로 내려오게 되면 주위 조직의 농도와 평형을 이루면서 점점 진해지게 되죠. 소변이 진해지는 기본적인 원리입니다.

4) 원위세뇨관, 집합관

여과액이 근위세뇨관과 헨레 고리를 거치면서 소변 성분 중 몸에 필요한 용질들은 대부분 흡수됩니다. 흡수가 제대로 되지 않았거나 조정이 필요하면 원위세뇨관과 집합관을 거치면서 다시 흡수되거나 분비됩니다. 그러니까 원위세뇨관과 집합관은 미세 조정을 하는 부분이라고 보면 됩니다. 용질의 종류에 따라 미세 조정이 어떻게 일어나는지에 대해서는 이야기하지 않겠습니다. 물의 배출에 대해서만 더 언급하도록 하겠습니다.

요의 농축

사람은 정상적으로 하루에 얼마 정도 소변을 볼까요? 사람이 얼마나 물을 마시느냐에 따라 다르겠지만 적게는 0.5L에서 많게는 18L까지도 본다고 알려져 있습니다. 소변을 적게 보는 경우라면 우리 몸이 물을 배출해서는 안 되는 상황을 생각하시면 됩니다. 사막에 떨어졌는데 가진 물이 얼마 없다거나 하는 경우가 여기에 속합니다. 이러면 몸은 소변 배출을 최대한 억제합니다. 소변의 양은 적고 색은 진하죠. 농축된 소변을 보기 때문에 그렇습니다. 반대로 물을 많이 마시는 경우엔 우리 몸에 넘치는 수분을 낮춰주기 위해 소변을 과량 배출합니다. 이때의 소변은 묽습니다. 맥주를 많이 마셔본 분들은 대부분 경험해봤으리라 생각합니다. 신장은 이처럼 소변의 배출량을 조절해서 우리 몸의 수분 양을 조절합니다.

소변의 배출은 항이뇨 호르몬(ADH[anti-diuretic hormone])의 영향하에 놓여 있습니다. 항이뇨 호르몬이란 그 이름만으로 아실 수 있겠지만 한마디로 이뇨를 억제하는 호르몬입니다. 이 호르몬이 없으면 그림 10과 같은 일이 벌어집니다.

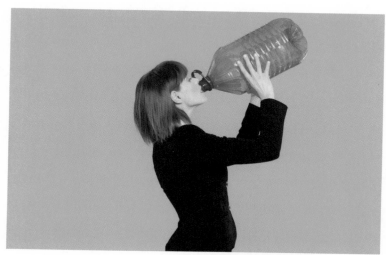

그림 10 · 늘 물을 마셔야 하는 요붕증 환자

ADH가 없으면 "많이 누고 많이 마시고"가 주증상인 요붕증에 걸립니다. 신장에서 요를 농축시키지 못하기 때문에 소변을 많이 보게 되고 소변을 많이 봐서 체내 수분이 부족해지면 물을 많이 마시게 됩니다. 영어로는 Diabetes Insipidus라고 하죠. Diabetes는 흐른다는 뜻, insipidus는 '특별한 맛이 없다'는 뜻입니다. 당뇨병도 소변을 많이 보는데 당뇨는 영어로 Diabetes mellitus라고 하죠. mellitus는 꿀처럼 달다는 뜻이 있습니다. 요붕증은 당뇨와 비슷한 증상을 보이지만 당뇨처럼 단 오줌을 누지 않기 때문에 이런 이름이 붙었습니다.

요붕증 환자는 24시간 소변량이 kg당 50ml를 넘죠. 체중이 70kg인 사람이면 3.5L 이상 되겠군요. 자주 마렵고 밤에도 화장실을 가

야하니 잠을 잘 못자서 낮에는 졸리기 일쑤입니다. 과다한 소변량 때문에 수분 부족에 의한 증상이 나타날 것도 같은데 늘 물을 먹을 수 있는 환경에 있다면 큰 문제가 되지는 않습니다. 단, 이런 환자가 자신의 병을 모르고 사막 마라톤 대회 같은 곳에 참여를 한다면 문제가 됩니다. ADH가 만들어지지 않거나 ADH는 정상적으로 만들어지는데 신장에 병이 나서 신장이 반응하지 않는 경우 요붕증이 발생할 수 있습니다.

ADH는 짜게 먹어서 혈액이 진해지면 뇌의 뇌하수체 후엽에서 분비됩니다. 분비된 ADH는 신장의 집합관에 가서 작용하죠. 정확하게 말하자면 집합관에 물이 지나갈 수 있는 통로(AQP, aquaporin: water channel)를 만듭니다. 물통로가 생기면 집합관을 지나가는 물이 물통로를 통해 집합관 세포로 흡수되고 배출되는 소변량이 줄어듭니다(그림 11).

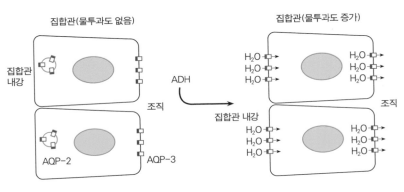

그림 11 · 집합관에서의 ADH작용

기초부터 탄탄하게, 처음 듣는 의대 강의

만약 ADH가 과다하게 분비되면 어떤 일이 일어날까요? 그때는 체내에 수분이 너무 많이 쌓여 몸이 부을 수 있습니다. 심할 경우에는 뇌도 부을 수 있습니다. 뇌는 두개골 안에 들어 있는데 뇌가 부으면 뇌압이 올라가서 심할 경우 뇌가 두개골 아래 좁은 구멍으로 빠져나오거나 뇌의 숨골을 압박할 수 있습니다. 그렇게 되면 환자는 의식을 잃고 사망하게 됩니다. 항이뇨 호르몬 분비 이상 증후군(syndrome of inappropriate ADH: SIADH)이란 질환이 이런 증상을 유발할 수 있습니다.

이뇨제
∵

이제까지 세뇨관을 따라가면서 요가 만들어지는 과정을 설명했습니다. 이것과 관련하여 약 한 가지만 소개할까 합니다. 바로 이뇨제입니다.

이뇨제란 소변량을 늘려주는 약입니다. 요즘 약에 대해 무지한 청소년들이 다이어트를 위해 이뇨제를 쓰는 경우가 있지만 원래 몸에 과다한 수분이 쌓일 때 부종을 해결하기 위해 사용하는 약입니다. 처음 이뇨제로 쓰인 것들은 민간에서 내려오는 약초들이었습니다. 〈세포〉 편에서 소개한 디지탈리스가 그 예라고 할 수 있죠.

20세기 들어 이뇨제로 사람들에게 새로이 소개된 약은 유기수은이었습니다. 매독의 치료제로 흔히 쓰였던 유기수은을 주사하면 소변량이 늘어난다는 사실을 앨프리드 포겔 (Alfred Fogel)이 발견하면서부터였습니다. 하지만 수은은 부작용이 상당히 심해서 계속 쓸 수가 없었죠. 이러한 부작용을 잘 알고 있던 사람들은 이뇨제 개발에 매달렸고 1940년대 중반 설퍼제 계열의 항생제로부터 1세대 이뇨제가 등장하고 1959년에 오늘날 많이 쓰이는 타이아자이드 (thiazide)라는 이뇨제가 탄생합니다.

1세대 이뇨제나 타이아자이드는 세뇨관의 세포막에 존재하는 단백질을 억제해서 이뇨효과를 나타냅니다. 1세대 이뇨제인 아세타졸아마이드(acetazolamide)는 근위세뇨관에서 중탄산염이온(HCO_3^-) 흡수에 관여하는 효소를 억제하고 타이아자이드는 원위세뇨관에서 나트륨이온과 염소이온을 동시에 운반하는 단백질을 억제합니다. 흡수가 억제된 물질들이(중탄산염이온, 나트륨이온, 염소이온) 소변으로 배출될 때 물을 끌고 나가면서 이뇨작용을 하는 겁니다. 이뇨제는 함부로 쓰는 약이 아닙니다. 다이어트용으로 쓴다는 건 건강을 심하게 해치는 바보 같은 짓이죠.

신부전(renal failure)

마지막으로 신장이 고장 나는 것(신부전)에 대해 말씀드리겠습니다. 신부전은 급성과 만성으로 구별할 수 있는데 여기서는 만성 신부전에 대해서만 말씀드리겠습니다.

앞서 신장에서 피를 걸러주는 장소로 사구체와 세뇨관을 말씀 드렸죠. 이 사구체와 세뇨관을 여과의 기본 단위라 하여 네프론 (nephron)이라고 합니다. 만성 신부전은 신장의 네프론의 수와 기능이 지속적으로 감소하여 결국 피를 걸러내지 못하게 되는 경우를 말합니다.

〈순환〉편에서 혈류량의 분배를 얘기할 때 가장 천덕꾸러기 취급을 받는 곳이 신장과 내장이라고 말씀드렸죠. 운동 등의 이유로 근육이나 심장, 피부로 피를 많이 보내야 할 때 내장이나 신장으로 가는 피를 줄일 수밖에 없다고 말씀드렸습니다. 그런데 평상시 단위 무게당 받는 혈류량을 따지면 신장이 1등입니다. 우리 몸에서 가장 중요하다고 할 수 있는 뇌의 단위 무게당 혈류량은 50ml/min/100g인데 신장은 무려 360ml/min/100g이거든요. 이 수치는 평소 신장이 얼마나 중요한 일을 하는 장기인지를 보여주는 것이라 할 수 있습니다. 도시에서 쓰레기를 치우지 않는다고 생각해보세요. 얼마나 큰 재앙인지. 신장도 마찬가지입니다. 신장이 고장 나면 단순한 재앙이 아니라 생명이 왔다 갔다 합니다.

신부전에 의한 증상은 걸러져야 할 것들이 걸러지지 않고 몸에 쌓이기 때문에 나타납니다. 요독증이 대표적이죠. 요독증이란 단백질이 분해될 때 생성되는 요소가 몸에 쌓이는 것을 말합니다. 요소가 몸에 쌓이면 식욕부진, 권태감, 두통, 구토 등의 증상이 나타나죠. 요소뿐 아닙니다. 신장에서 나트륨이온이 제대로 배설되지 않는다고 생각해보세요. 몸 어딘가에 쌓일 겁니다. 그러면 물이 따라 들어

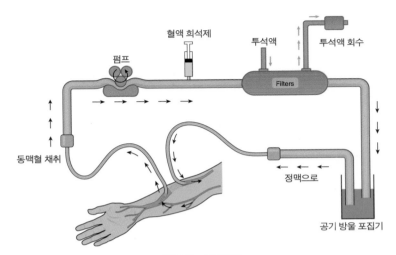

혈액 희석제

펌프

투석액

투석액 회수

Filters

동맥혈 채취

정맥으로

공기 방울 포집기

그림 12 · 혈액 투석

가서 부종이 발생합니다. 우리 몸의 산도(pH)도 변합니다. 소변은 산성을 띤다고 말씀드렸는데 그건 소변으로 산을 배출하고 세뇨관에서 중탄산염을 흡수하기 때문입니다. 신장이 망가지면 중탄산염 흡수가 되지 않고 신장을 통한 산의 배출도 되지 않으니 몸은 산성을 띠게 됩니다. 산-염기 균형이 깨지면 그에 따른 다른 증상이 나타납니다. 정상적인 산도(pH)에서 작동하는 몸 안의 효소들도 영향을 받게 됩니다.

호르몬 장애도 발생합니다. 정상적으로라면 몸 밖으로 배출되어야 할 호르몬들이 배출되지 못해서 핏속 농도가 증가하게 되죠. 신장에서 만들어지는 조혈인자(피 생성을 촉진하는 인자: 에리트로포이에틴(erythropoietin))도 만들어지지 않아 빈혈에 빠지게 되고요. 한마

기초부터 탄탄하게, 처음 듣는 의대 강의

디로 총체적 난국이라고 할 수 있습니다. 이런 상황에 빠지면 치료할 수 있는 방법은 단 두 가지입니다. 혈액 투석과 신장 이식이죠. 혈액 투석의 개념도는 그림 12과 같습니다.

동맥에서 피를 뽑아 투석기로 보내면 투석기에서 막을 통해 투석액과 접촉합니다. 이 과정에서 동맥피 속에 있던 노폐물이 투석액 쪽으로 확산되면서 피가 걸러집니다. 매주 3회 한 번에 9~12시간 동안 투석을 합니다. 투석 외의 사회생활이 불가능해집니다.

투석은 완치를 목표로 하는 치료법이 아니기 때문에 결국은 신장을 이식하는 방법을 쓸 수밖에 없는데 신장 이식은 공여자의 존재여부, 장기 이식과 관련된 윤리적 · 경제적 문제 등이 복잡하게 얽혀 있는 사회경제적 문제입니다. 여기에 대해서는 더 이상 언급하지 않겠습니다.

자, 비뇨기계는 여기까지만 하겠습니다. 다음은 소화기계입니다.

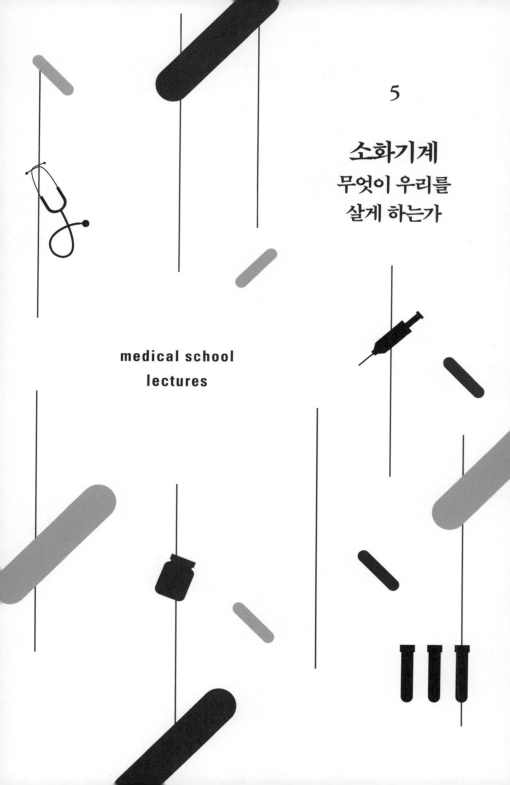

5

소화기계
무엇이 우리를
살게 하는가

medical school
lectures

음식을 먹으면 어떻게 사람이 살 수 있는 걸까? 바보 같은 질문이죠? '당연하지. 음식을 먹었으니까' 이런 통명스런 대답을 듣기 딱 좋지 않나요? 좀 더 친절한 대답이라면 '응, 우리 몸이 음식을 소화시켜서 그 영양분을 받으니까 그런 거야' 정도겠지요. 하지만 이런 대답이 나올 수 있는 건 '소화', '영양분' 같은 용어들이 너무도 당연한 시대에 살고 있기 때문입니다. 음식물을 먹으면 그 음식물의 무엇이 사람을 살게 하는가 하는 질문에 대해 중세의 석학들은 머리를 싸매고 고민을 했으니까요.

파라셀수스(Philippus Aureolus Paracelsus)는 음식을 먹는 것을 이렇게 표현했습니다.

"사람은 자기가 먹는 것이 모두 다 좋다고 생각하고 고기를 먹지만 그 안에는 영양분과 독이 함께 존재한다. 독은 좋은 것 안에 숨겨져 있고 독에는 좋은 것이라고는 없다. 음식이 위에 도달하면 alchemist(연금술이란 뜻이지만 생명의 법칙 정도로 해석하는 것이 적당해 보입니다)가 몸에 이롭지 않은 것을 제거해서 독은 독대로, 좋은 것은 좋은 것대로 처리한다. 이것이 신이 정한 법이다. 이런 방식으로 우리 몸은 보호를 받는다."

파라셀수스의 소화에 대한 이러한 생각은 질병과도 연관되어 있습니다. 그는 만약 위에서 제대로 독을 분리하지 못한다면 '부패'가 시작되고 결국에는 질병이 생긴다고 보았습니다. 위의 내용에서는 드러나지 않지만 파라셀수스는 spirit(영)을 강조했습니다. 위에 존재하는 alchemist로 하여금 음식물에서 독을 제거하게 하는 것도 바로 파라셀수스의 '영'의 역할이었죠.

화학자이자 의사였던 헬몬트(Joannes Baptista van Helmont)도 그런 고민을 했던 사람 중 하나였습니다. 그는 연소과정, 화학반응, 발효과정 등에서 발생하는 기체에 관심을 가졌습니다(헬몬트는 gas라는 말을 처음 사용하고 이산화탄소를 발견한 사람으로 잘 알려져 있습니다). 심지어 그는 대변에서 발생하는 가스에도 관심을 가졌을 정도니까요. 헬몬트는 물질이 어떤 화학반응이나 연소과정을 거치면 형체는 잃어버리지만 물질 고유의 성질만은 기체 안에 그대로 남을 거라고 생각했습니다. 그에게 반응 중에 발생한 기체는 그 물질의 영(spirit)과 같은 존재였습니다. 그는 사람의 몸에 있는 숱한 장기들에도 그런 영이 존재한다고 생각했죠. 그의 그러한 생각은 음식물의 소화에도 적용됩니다. 음식물이 소화기관에 들어가면 사람의 몸에 있는 Alcheus(생명력)가 음식물 안으로 들어가 음식물을 발효시키고 이렇게 발효된 음식물은 본래의 모습을 잃어버리고 사람 몸의 일

기초부터 탄탄하게, 처음 듣는 의대 강의

부로 편입된다는 게 그의 생각이었습니다. 일종의 화학반응인 셈이죠. 그는 이런 화학반응을 생명의 중요한 열쇠로 보았습니다. 그가 생각한 소화의 단계를 소개하면 다음과 같습니다.

1. 위로 들어간 음식물이 위산에 의해 크레모로 변화됩니다(헬몬트는 이 과정을 발효라고 표현합니다. 크레모(cremor)는 어느 정도 음식물이 소화된 상태를 말합니다).

2. 이 과정에서 만들어진 크레모가 십이지장으로 들어가면 담낭에서 나온 발효물에 의해 중화됩니다. 이 과정을 거치면 크레모는 크루오(cruor)가 되는데 크레모는 활성이 좋은 산, 크루오는 활성이 좋은 염입니다. 즉, 산이 염이 되는 과정입니다.

3. 장은 크루오의 성분을 영양분과 배설물로 구분합니다. 이 과정은 단순히 크기가 줄어드는 과정이 아니라 성분의 질적인 변화가 있는 과정입니다.

4. 간으로 간 크루오는 발효과정을 통해 생명력이 없는 피로 변환됩니다.

5. 이렇게 만들어진 피가 심장으로 전달되고 여기서 피는 활성을 얻게 됩니다.

6. 왼쪽 심실에 도착한 피는 생명의 영(spirit of life)을 획득하는데 이것은 신이 왼쪽 심장에 부여한 특수한 영에 의해 가능합니다.

헬몬트는 이러한 주장을 하면서 창세 때의 에덴 동산에서는 소화과정을 주관하는 영의 힘이 완전했기 때문에 몸 밖으로 배설되는 것이 없었다고 주장했습니다. 하지만 에덴 동산에서 인간이 추방된 후에는 영이 힘을 잃었고 음식을 완전히 소화하기가 불가능해졌다고 주장했죠.

뭐가 그렇게 복잡해? 결국 음식에서 영양분은 섭취되고 나머지는 똥이 된다는 거 아냐? 이렇게 생각하실 수도 있겠군요. 하지만 저는 음식물이 똥이 되는 그 과정조차도 생명의 본질에 대한 탐구의 대상으로 삼았던 학자들이 존경스럽습니다.

선학들의 고민에 비해 현대적 관점에서 보는 소화는 단순한 물질의 흐름에 불과합니다(그림 1). 음식물을 중심으로 얘기하자면 크기가 작아졌다가 다시 커지는 과정이라고 할 수 있겠군요. 음식물을 잘게 부수는 건 소화기관의 운동과 분비액이고 헬몬트가 주장한 영(spirit of life)은 핏속의 영양소라고 할 수 있겠습니다. 어느 구석에도

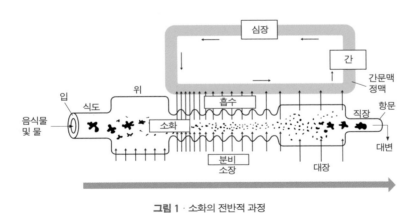

그림 1 · 소화의 전반적 과정

선학들이 추구했던 영은 없습니다. 영혼이 떠난 소화계라… 뭔가 좀 밋밋합니다만 그래도 잘 들여다보면 재미있는 구석이 많은 부분입니다. 자, 시작해볼까요?

장운동: 장은 어떻게 움직이나?

장에는 장만의 신경계가 있습니다. 장에 있는 신경세포의 수는 1억 개 이상인데 이 수는 척수에 있는 신경세포의 수와 자율신경계의 신경세포 수를 다 합친 정도입니다. 이들이 위치하고 있는 곳은 장을 이루는 여러 층 사이로 크게 두 군데(점막하 신경총, 근층 사이 신경총)로 나뉩니다.

그림 2는 장의 단면을 그린 것입니다. 인체의 장을 직접 보신 분

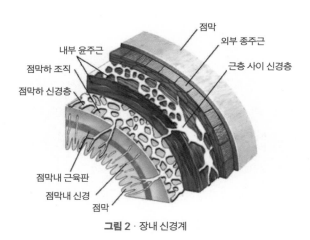

그림 2 · 장내 신경계

은 별로 없겠죠. 하지만 순대 등을 통해 비슷한 형태는 접해봤을 겁니다. 순대의 제일 바깥쪽을 보면 하얗고 질긴 껍질을 볼 수 있잖아요. 그게 바로 장막입니다. 앞 그림에서 장의 가장 바깥쪽에 있는 구조물이죠.

장의 가장 안쪽 구조물인 점막 하부의 신경총(nerve plexus: 신경이 그물망처럼 얽혀 있어서 '총'이라 부릅니다)과 근육과 근육 사이의 신경총으로 구성된 장신경계(enteric nervous system)는 그 자체로 독립적입니다. 독립적이란 것은 척수나 뇌가 없어도 제 기능을 할 수 있다는 뜻이죠. 그렇다고 척수나 뇌의 영향이 아주 없다는 의미는 아닙니다. 긴장을 하거나 기분이 나쁘면 소화가 안 되는 걸 다들 경험해봤을 겁니다. 하지만 장이 가지고 있는 신경총에는 자극에 반응할 수 있는 신경들이 모두 들어 있습니다. 장의 상태(늘어났는지 줄어들었는지 등)를 감지할 수 있는 신경(감각신경), 장의 운동을 조절하는 운동신경, 감각신경과 운동신경 사이에서 두 신경을 연결해주는 신경들이 모두 있습니다. 그렇기 때문에 장을 끄집어 내놓아도 꿈틀꿈틀 혼자서 수축과 이완이 가능합니다.

만약 장신경에 문제가 생기면 어떻게 될까요? 당연히 장운동이 떨어지겠죠. 배는 빵빵해지고 변비도 생기고 가스도 차고 구토도 하죠. 선천성 거대결장(congenital megacolon: Hirschsprung disease)이라는 병이 바로 그렇습니다. 이 병은 점막하 신경총과 근육층 사이 신경총에 있어야 할 신경절세포(ganglion cell)가 없어서 생기는 병입니다. 항문에서 가까운 직장 근처에 병변이 있는 경우가 많죠. 이런 환

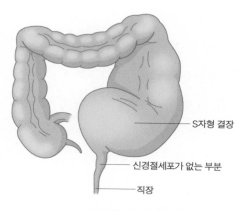

S자형 결장

신경절세포가 없는 부분

직장

그림 3 · 선천성 거대결장

자는 신생아 때부터 증상이 나타납니다. 신생아인 경우 보통 하루나 이틀 안에 태변을 누는데 이 병이 있는 아이들은 누지 못합니다. 거대결장이란 건 바로 그림 3처럼 된 것을 말합니다.

보기에는 커다랗게 부푼 부분이 문제인 것처럼 보이지만 실제로는 그보다 아래쪽에 병변이 있습니다. 신경총에 있어야 할 신경절세포가 없다보니 위쪽에서 장 안의 내용물이 아래로 내려오더라도 근육이 이완하지 않는 겁니다. 위에서는 계속 내려오고 밑은 열리지 않으니 윗부분이 늘어나게 되죠.

위장관 운동은 장신경계로만 모든 것을 설명할 수 없습니다. 장은 좀 복잡한 편이죠. 장에는 각종 호르몬도 많고 신경전달물질도 많이 있죠. 이들도 장운동에 영향을 줍니다. 그 예로 십이지장(위와 연결된 소장을 말합니다)에서 만들어져 분비되는 모틸린(motilin)이란 호르몬을 들 수 있습니다.

소장의 움직임은 밥을 먹었을 때와 빈속일 때가 다릅니다. 빈속일 때 소장은 약 90분에서 120분의 간격을 두고 율동적이고 동시적인 수축이 위에서 시작해서 소장의 끝에 이르기까지 진행할 수 있습니다. 이를 이동운동복합체(MMC: migrating motor complex)라고 부르는데 이러한 장운동은 소화가 되지 않고 남은 찌꺼기, 장내 세균, 떨어져 나온 장 상피세포, 장내의 소화액 등을 아래로 밀어내리는 작용을 합니다. 모틸린에 의해 발생한다고 알려져 있죠.

심장의 자동능은 동방결절(SA node) 덕분이라고 말씀드렸죠. 장도 심장처럼 몸 밖으로 꺼내놓아도 꿈틀댑니다. 그렇다면 장에도 동방결절과 같은 역할을 하는 것이 있을까요? 있습니다. 카할 세포(interstitial cell of Cajal: ICC)라 불리는 세포가 바로 그 친구죠. 이 세포의 이름에 붙은 '카할'은 신경학자인 산티아고 라몬 이 카할(Santiago Ramon y Cajal)의 이름입니다.

신경을 주로 연구했던 카할은 뇌보다 더 간단한 신경망의 존재를 찾다가 토끼의 소장에서 이 세포를 발견하고 1911년 학계에 보고합니다. 이후 몇몇 학자들이 이 세포가 심장의 동방결절세포처럼 장운동에서 조율기(pacemaker) 역할을 할 것이라는 의견들을 제시하긴 했지만 인정을 받지는 못했습니다. 그러다가 1977년 이탈리아의 여교수인 파우소네 펠레그리니(Faussone Pellegrini)에 의해 재조명되죠. 식도이완불능증(Esophageal Achalasia)에 시달리는 환자의 위-식도 경계에서 발견한 카할 세포가 정상인에서 발견되는 카할 세포와 형태가 다르다는 것을 발견하고 이로부터 카할 세포가 조율기 역할을 하는 세포일 가능성을 제시했던 겁니다.

사실 펠리그리니는 1967년 쥐의 위에서 이 세포를 발견하고 학계에 보고하려고 했습니다. 그러나 지도교수가 그녀가 너무 젊고(27세) 자신이 시키지 않은 일을 했다는 이유로 발표하지 못하게 했다고 하죠. 그로부터 10년이나 지나 획기적인 발견을 했으니 그나마 해피엔딩이었을 것 같지만 현실은 그리 녹록지 않았습니다. 논문이 이탈리아어로 작성되어 세계적인 주목을 끌지 못하자 영어로 다시 작성했지만 투고과정에서 심사위원들로부터 퇴짜를 맞는 수모를 겪어야만 했으니까요. 이런 우여곡절 끝에 1983년에야 비로소 빛을 보게 됩니다(변방의 학자들이 겪는 수모는 여전히 현재진행형입니다). 이후 라르스 투네베르그(Lars Thuneberg)가 이 세포를 선택적으로 제거했을 때 생쥐의 소장에서 활동전압의 일종인 서파가 사라지는 것을 발견하면서 조율기의 가능성이 더 주목받게 됩니다. 현재 많은 학자들이 이 가능성에 대해 연구하고 있습니다만 아직 교과서에는 자세히 나오지 않고 있습니다. 교과서는 보수적일 수밖에 없거든요.

위장관의 운동을 지배하는 요소는 심장처럼 간단하지 않습니다. 카할 세포, 장신경계, 호르몬, 중추신경계, 자율신경계 그리고 음식물과 장내 평활근까지. 그 외의 요소들이 어떻게 기여하는가에 대해서는 여기서 다루지 않겠습니다.

소화기계의 구성

소화기계의 구성은 매우 단순합니다. 음식이 지나가는 통로로 입-식도-위-소장-대장-직장-항문이 있고 소화액이 분비되는 기관으로 간, 담낭, 췌장이 있죠. 표시하면 그림 4와 같습니다. 자, 그럼 하나씩 간략하게 소개하겠습니다.

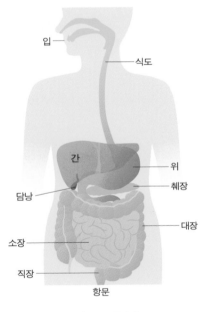

그림 4 · 소화기계

· 입 ·

입은 음식을 잘게 부수고 침과 섞습니다. 이가 보배란 말이 있는

데 그 말이 사실이에요. 이가 안 좋아져서 음식을 제대로 씹지 못하면 금방 위가 탈이 납니다.

침은 윤활작용에 살균작용, 소화작용까지 담당하고 있습니다. 요즘 '그는 연신 아밀라제를 튀기며~' 식의 표현을 쉽게 접할 만큼 침에 소화효소가 있다는 사실을 많이들 아는 것 같습니다. 맞습니다. 침에는 당류를 분해하는 아밀레이즈(amylase)나 지방을 분해하는 라이페이즈(lipase)가 있습니다. 하지만 정상적으로 작동하는 장이 있다면 이들의 몫은 크지 않습니다. 침의 가장 큰 역할은 음식물과 잘 섞여서 맛을 느끼게 하고 음식을 쉽게 넘기도록 하는 데 있죠. 침샘에서 침이 잘 분비되지 않으면 상당히 고통스럽습니다. 맛을 잘 못 느끼고 마른 음식을 씹거나 넘기는 것이 어려워지고 입안이 헐고 아플 뿐 아니라 말하는 것도 힘들어집니다. 충치도 쉽게 생기고 이가 부러지기도 하죠. 쇠그렌 증후군(sjogren syndrome)이 그런 경우입니다. 이 병은 일종의 자가면역질환으로 침을 분비하는 침샘이 파괴되는 질환입니다. 근본적인 치료가 어려워 수분을 자주 보충해야 합니다.

· 식도 ·

식도는 입과 위를 연결해주는 관이죠. 식도에는 두 개의 괄약근이 있습니다. 인두와 식도 연결 부위에 괄약근이 하나 있고 식도와 위 사이에 괄약근이 하나 있습니다. 위쪽 문의 개폐는 호흡과도 관련이 있어요. 숨을 들이킬 땐 문을 닫고 후두개를 열어서 공기가 식

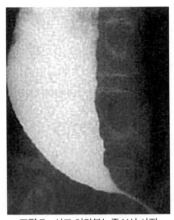

그림 5 · 식도 이완불능증 X선 사진

도로 들어가지 못하도록 합니다. 음식을 먹을 때는 반대고요. 아래쪽 괄약근은 위액이 식도 쪽으로 역류하지 못하도록 하는 문입니다. 만약 이 문이 제대로 닫혀 있지 않으면 역류성 식도염이 생기게 됩니다.

음식물이 식도로 들어오면 음식물이 닿은 부분은 압력이 증가하고 아래쪽 식도는 압력이 떨어집니다. 이런 식으로 음식물을 아래로 밀어내리죠. 이 과정이 잘 안 되는 질환이 있습니다. 주로 아래쪽 괄약근 근처가 잘 이완되지 않아서 생기는 것인데 위에서도 소개했던 식도 이완불능증입니다. 이런 환자들에게 형광물질을 먹이고 식도를 X선으로 찍어보면 그림 5와 같은 형태를 볼 수 있습니다. 좁아진 부위가 병이 있는 곳입니다.

· 위 ·

뷔페에 가면 평소보다 많이 먹는데 그게 다 들어가는 게 신기하지 않나요? 다 위 덕분입니다. 위가 받아주지 않으면 절대 그렇게 먹을 수 없거든요. 위가 이처럼 잘 늘어나는 것을 두고 위의 가소성(plasticity)이라고 표현합니다.

위는 크게 기저부(fundus), 체부(body), 유문부(antrum)로 나뉘는데(그림 6) 기저부 쪽은 음식물을 저장하는 일을 합니다. 유문부는

기초부터 탄탄하게, 처음 듣는 의대 강의

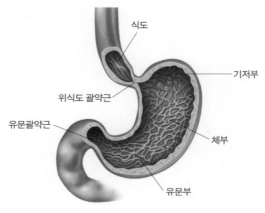

식도

위식도 괄약근

유문괄약근

기저부

체부

유문부

그림 6 · 위의 각 부위

음식물을 갈아서 작게 만드는 일을 합니다. 뷔페에서 평소보다 많이 먹는 것이 가능한 이유는 기저부 쪽의 위가 일단 늘어나면서 음식물을 수용하기 때문입니다. 물론 한계는 있습니다.

위 다음은 십이지장이죠. 음식물이 십이지장으로 넘어가려면 크기가 중요합니다. 갈린 음식물의 크기가 2mm 이상이면 넘어가지 않습니다. 2mm 이하로 만들기 위해 괄약근을 닫아놓은 채 음식물을 밑으로 위로 밀거나 눌러서 잘게 부숩니다. 위에서 십이지장으로 넘어가는 데 걸리는 시간은 음식물의 종류에 따라 다릅니다. 고형식일 땐 음식물의 절반 정도가 넘어가는 데 2시간 정도 걸리는 것으로 알려져 있습니다. 유동식이라면 절반 정도가 넘어가는 데 80분 정도 소요되고요.

의학사에서 보면 위에서 가장 주목을 받은 것은 위산이었습니다.

소화작용이 일종의 화학작용이라는 생각을 사람들이 하도록 만든 것이 바로 위산이었거든요. 헬몬트가 위산에 대해 어떤 생각을 가졌는지는 이미 말씀드렸습니다. 위산의 소화작용을 실제로 관찰한 사람도 있었습니다. 윌리엄 버몬트(William Beaumont)라는 의사였죠. 1822년 알렉시스 마틴(Alexis St. Martin)이라는 사람이 갈비뼈와 배 사이에 총을 맞습니다. 윌리엄이 치료를 했습니다만 살아날 것을 기대하진 않았다고 해요. 하지만 환자는 살았습니다. 위에서 피부 표면으로 난 구멍을 가진 채로 말이죠. 덕분에 버몬트는 이 환자의 위에서 어떻게 소화가 이뤄지는지 직접 관찰할 수 있는 기회를 얻었습니다. 환자의 위 속으로 실에 묶은 음식물을 넣고 일정 시간이 지나면 음식물을 꺼내서 어떻게 변했는지 관찰했다고 하죠. 위액을 채취해서 성분을 분석하기도 했고요. 이 환자 덕분에 위에서의 소화가 기계적 운동과 화학적 작용에 의한 것이라는 사실이 증명되었다고 할 수 있습니다. 지금 같으면 상상도 할 수 없는 실험입니다. 아마 당장 고소당했을 겁니다.

위산은 그 자체로 몸을 보호하기도 하지만 (위로 들어온 유해한 성분을 무력화시키니까요) 기능적인 면에서 보면 위액에 존재하는 소화효소를 활성화시키는 일을 합니다. 위액에 존재하는 소화효소는 단백질 분해효소인 펩신(pepsin)과 지방 분해효소인 라이페이즈(lipase)인데 이들 모두 산성 조건에서 활성이 좋거든요. 위액에는 탄수화물 분해효소인 아밀레이즈(amylase)도 있긴 한데 이것은 주로 입안의 아밀레이즈가 위로 넘어온 것입니다.

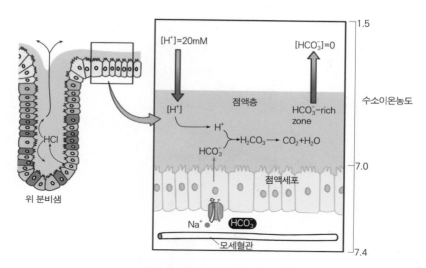

그림 7 · 중탄산염의 위산 방어작용

산의 분비가 왕성할 때 위산의 산도(pH)는 1 혹은 그 이하입니다
(값이 작을수록 강산입니다) 이렇게 강산이 위 내부로 분비되는데도
위가 영향을 받지 않는 것은 위점막 위를 점액층이 덮고 있기 때문
입니다. 이 점액층에는 중탄산염(HCO₃⁻)이 있어서 산이 이 점액층
내로 들어오면 중화시키죠(그림 7). 만약 이 점액층이 파괴되면 위
궤양이 생기거나 심하면 위벽에 구멍이 나기까지 합니다.

· 소장 ·

소장은 우리 몸이 필요로 하는 대부분의 영양분을 흡수하는 곳입
니다. 이것이 가능한 이유는 대부분의 영양소들을 분해할 수 있는

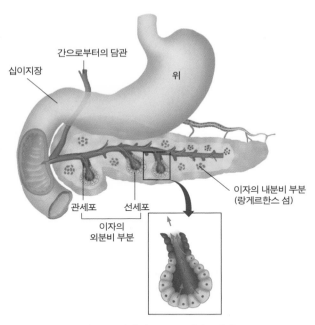

그림 8 · 소화액 대부분을 분비하는 췌장

소화효소가 췌장에서 분비되어 소장으로 들어오기 때문입니다(그림 8). 그에 비하면 대장에서는 수분은 흡수하지만 영양분의 흡수는 거의 일어나지 않습니다.

영양분을 잘 흡수하기 위해서는 영양분과 닿는 면적을 최대한 크게 할 필요가 있죠. 그래서 소장에는 장 표면적을 넓히기 위한 특별한 구조가 있습니다. 그 특별한 구조는 1) 장 주름 2) 장 표면에 있는 융모 3) 융모를 덮고 있는 상피세포 위의 미세융모입니다. 이 세 가지 구조물 덕분에 장의 표면적은 이들이 없을 때보다 600배 정도 커

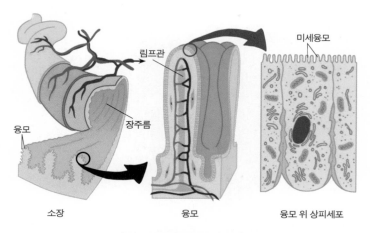

림프관

미세융모

융모

장주름

융모 위 상피세포

소장

융모

그림 9 · 소장 표면적을 넓히는 장치

집니다(그림 9).

이 구조물들 중 영양소들과 최전방에서 대면하고 있는 구조물은 소장융모 위 상피세포에 존재하는 미세융모입니다. 미세융모에는 효소가 존재하는데 이들이 영양분을 최종적으로 분해하여 흡수할 수 있는 형태로 바꿔줍니다. 그 후 영양분은 막에 존재하는 전용 통로나 특별한 운반체를 통해 흡수되죠. 이당류(당이 두 개라는 뜻입니다)의 일종인 맥아당(maltose)의 소화를 예로 보여드리죠. 그림 10을 보세요.

맥아당은 미세융모에 존재하는 맥아당 분해효소인 말테이즈 (maltase)에 의해 단당류인 포도당(glucose)으로 분해되고 이렇게 분해된 포도당은 미세융모에 존재하는 SGLUT라는 단백질에 의해

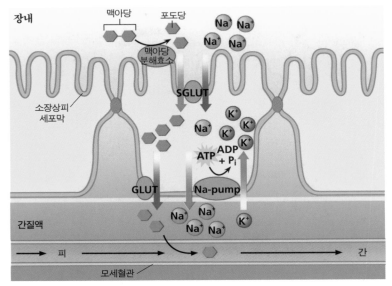

그림 10 · 소장에서의 맥아당 흡수

세포 내로 운반됩니다. 세포 내로 운반된 포도당은 다시 세포의 아래쪽 막에 존재하는 GLUT라는 단백질에 의해 간질액 공간으로 운반되어 결국에는 모세혈관을 타고 간으로 이동하죠. 단백질도 이와 비슷한 방식으로 이동합니다.

지방도 미세융모에서 흡수되는데 미세융모까지 가려면 두 가지 장애물을 건너야 합니다. 하나는 장표면을 덮고 있는 점막층이고 또 하나는 미세융모 바로 위에 존재하는 수분층입니다. 수용액에 대한 용해도가 낮은 지방은 이 장애물들을 건너가기가 참 어렵습니다. 크기가 작은 지방은 이 층들을 뚫고 막을 통해서 흡수가 됩니다만 크

기초부터 탄탄하게, 처음 듣는 의대 강의

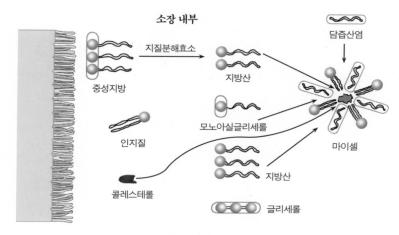

소장 내부

지질분해효소

담즙산염

중성지방

지방산

인지질

모노아실글리세롤

콜레스테롤

지방산

마이셀

글리세롤

그림 11 · 마이셀 형성

기가 큰 것들은 어렵죠. 그래서 크기가 큰 지방은 마이셀(micelle)의 형태로 운반됩니다.

마이셀은 여러 지방성분에 담즙산염(bile acid)이 첨가된 형태입니다(그림 11). 담즙산염은 간에서 만들어져 분비되는데 수용성이 높습니다. 이것이 잘게 분해된 지방성분들과 결합하여 마이셀을 만들게 되면 담즙산염의 높은 수용성 덕분에 미세융모까지 쉽게 접근할 수 있습니다. 마이셀이 미세융모 가까이 접근만 하면 마이셀 안에 든 지방성분은 여러 방법을 통해 세포 안으로 들어갈 수 있습니다. 지방성분들이 소장 상피세포로 들어가게 되면 장에서 분해되기 전의 형태로 재합성된 뒤 림프관으로 이동합니다.

· 간 ·

"간 때문이야 , 간 때문이야, 피로는 간 때문이야." 이런 광고 들어 보셨죠? 간의 기능이 무엇이기에 이런 광고가 가능한 걸까요? 한번 살펴볼까요?

1. 간은 위, 소장, 대장, 췌장, 비장을 거친 혈액을 다 받습니다. 소화된 영양소들을 다 받을 수 있다는 뜻이죠. 이렇게 받은 영양소들은 간에 저장되거나 간을 거쳐 심장으로 운반된 뒤 전신으로 퍼집니다.

당: 간은 공복 시 몸의 주요한 포도당 공급처가 됩니다. 핏속 포도당 농도가 낮아지면 간에서 직접 포도당을 만듭니다. 식사를 해서 핏속 포도당 농도가 올라가면 반대로 간은 포도당을 분해해서 에너지를 만들거나 저장합니다. 분해되지 않거나 저장되지 않은 포도당은 지방으로 변환됩니다.

단백질: 간에서는 흡수한 아미노산을 이용하여 우리 몸에서 쓰는 다양한 단백질을 만듭니다. 단백질 합성에 쓰이지 못한 아미노산은 분해가 되고 이 과정에서 생성된 요소는 소변으로 배출됩니다.

지방: 소장에서 흡수된 지방성분은 핏속에서 분해되어 일부는 조직으로 가고 나머지 부분(이 부분은 콜레스테롤이 많이 들어

있습니다)은 간으로 전달됩니다. 간으로 들어온 콜레스테롤은 1) 담즙산염을 만드는 데 쓰이거나 2) 담즙에 섞여 배출되거나 3) 조직으로 가서 저장되거나 에너지원으로 사용됩니다.

비타민, 철, 구리: 간은 지용성 비타민 A, D, E, K를 저장하거나 변환시키는 장기입니다. 구리와 철을 저장하기도 합니다.

2. 간은 외부에서 들어오거나 내부에서 생성된 물질을 변환시킬 수 있습니다. 간세포가 직접 분해하거나 물질의 수용성을 높여서 담즙으로 배출시킵니다. 핏속으로 보내어 소변으로 배출시키기도 하지요.

그 외에도 간의 기능은 많이 있지만 위에서는 크게 두 가지만 말씀드렸습니다. 에너지 대사와 관련한 것이 첫 번째, 해독작용이라고 부르는 것이 두 번째죠. 사람들이 흔히 얘기하는 디톡스라고 하는 것이 두 번째 기능과 관련된 것입니다.

간에 이렇게 기능이 많다보니 간이 고장 난 환자는 간과 관련된 모든 증상이 다 나오게 됩니다. 간경화 환자가 대표적이죠. 간경화 환자는 복수(復水)가 차기도 하죠. 이 증상은 간이 딱딱해져서 혈관이 눌리며 나타날 수도 있지만 간에서 알부민이라는 단백질을 만들지 못해서 생길 수도 있습니다. 알부민은 핏속에 존재하면서 삼투압을 유지하는 데 매우 중요한 단백질이거든요. 소금이 있는 곳에 물이 존재하는 것처럼 알부민이 있는 곳에도 물이 따라갑니다. 알부민이 없으면 혈관에서 물이 빠져나가죠. 빠져나간 물이 뱃속 공간에 차는 것이 바로 복수입니다. 간경화 환자는 이 외에도 많은 증상들을 보입니다. 출혈 경향도 보이죠. 간에서 혈액 응고와 관련된 단백질을 못 만들어 그렇습니다. 간경화 환자는 이 외에도 증상이 많습니다. 간경화 환자를 걸어다니는 교과서라고 부를 정도니까요.

담즙의 생성

소장에서 지방을 흡수할 때 담즙산염을 소개했습니다. 마이셀에 대해 말씀드릴 때 말이죠. 담즙산염은 간에서 생성되는 담즙의 일부분입니다. 담즙은 각종 이온들(Na^+, K^+, Ca^{2+}, Cl^-, HCO_3^-) 외에 담즙산염, 빌리루빈, 지방산, 단백질, 콜레스테롤 등으로 이뤄져 있습니다. 담즙을 담즙산염과 혼동하거나 빌리루빈과 혼동하는 경우가 있어서 말씀드립니다.

간에서는 여러 물질의 대사가 이뤄진다고 말씀드렸죠. 담즙은 이 과정을 도와줍니다. 간에서 수용성을 높인 약물을 담즙에 실어 몸 밖으로 배출하는 것처럼 말이죠.

간은 담즙 배출을 위해 동맥과 정맥 외에 관을 하나 더 가지고 있습니다. 담즙은 관을 타고 내려가 담낭에 보관되었다가 필요에 따라 배출됩니다. 담낭에서 나가는 관은 십이지장 쪽으로 연결이 되는데

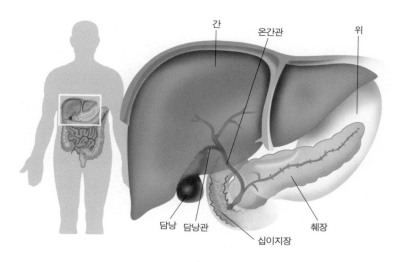

간　　온간관　　위

담낭　담낭관　　췌장
십이지장

그림 12 · 간과 담도

도중에 췌장액이 나오는 관과 합류하죠(그림 12).

　담즙 성분의 일부인 담즙산염은 지방의 흡수를 돕습니다. 그래서 몸이 비록 담즙산염을 소장으로 배출은 하지만 실제로 몸 밖으로 버리는 양은 많지 않습니다. 대부분을 장에서 다시 흡수합니다. 간 때문이라고 외쳐대는 우루사도 담즙산염이 주성분입니다.

　담즙 성분 중에는 빌리루빈도 있는데요 이 빌리루빈은 적혈구가 파괴될 때 적혈구 안에 있는 헤모글로빈으로부터 생성되는 물질입니다. 빌리루빈이 간에서 담즙을 통해 배출되면 위장관의 박테리아에 의해 대사되어 일부는 소변으로, 일부는 대변으로 배출됩니다. 이들이 소변과 대변의 색을 결정하게 되지요. 그러니 소변과 대변의 색은 적혈구에서 비롯된 것이라고 할 수 있습니다.

　간이 나빠지면 나타나는 증상 중에 황달이라고 있습니다. 황달은 피부나 눈이 노랗게 되는 것을 말하는데 빌리루빈이 제대로 배출이 되지 않거나 너무 많이 생성되거나 해서 피부나 눈으로 가서 쌓이기 때문에 나타납니다. 갓 태어난 아기들도 이런 황달 증상을 보일 수 있습니다. 갓 태어난 아기들의 적혈구는 성인의 적혈구와 달리 빨리 파괴되는데다 간에 빌리루빈을 배출하는 데 필요한 효소가 잘 발달하지 않았기 때문이지요. 특별한 질환이 있는 것이 아니면 금방 좋아지기 때문에 걱정할 필요는 없습니다.

대장

∵

음식물이 소장을 거치면서 대부분의 영양분이 흡수되고 나면 남은 성분은 몸 밖으로 배출되어야 합니다. 그것이 바로 대변이죠. 대장에서는 더 이상의 소화가 일어나지 않습니다. 대장에서는 소화되지 않은 성분을 고형의 덩어리로 만드는 작업을 주로 하죠. 이 과정에서 수분과 약간의 염류는 흡수가 되지만 근본적으로 영양분의 흡수는 거의 일어나지 않습니다. 이렇게 만들어진 고형의 덩어리에는 음식물 찌꺼기 외에도 장내 세균이 포함되어 있습니다. 무려 건조무게의 1/3에 해당한다고 하죠.

　고형의 덩어리가 항문 위 직장에 도착하게 되면 배변이 일어납니다. 이 과정은 일종의 반사작용(reflex)입니다. 배변을 조절하는 중추가 척수에 있거든요. 반사이긴 합니다만 배변은 사회적 행위이기 때문에 뇌의 지배를 받습니다. 갓난아기라면 배변이 척수 수준에서 조절이 되지만 똥오줌을 가리게 되면 척수의 배변 반사중추가 뇌의 조절 아래 놓입니다. 항문에 있는 괄약근이 여기에 기여를 합니다. 항문 괄약근은 내괄약근과 외괄약근 두 가지 종류가 있는데 이중 골격근인 외괄약근은 평활근인 내괄약근과 달리 자신의 의지대로 어느 정도 조절이 가능하거든요. 다들 한 번쯤은 경험해보셨을 겁니다.

자, 부족하지만 소화기계는 여기까지 하겠습니다. 다음은 내분비계입니다.

6

내분비계
세포의 활동과
성장을 조절하는 곳

medical school
lectures

호르몬(Hormone)이란 말은 1905년 스탈링(Ernest Starling)이 처음 썼다고 합니다. 그리스어로 '깨우다' 혹은 '흥분시키다'의 의미를 가진다는군요. 스탈링은 〈몸의 기능에 대한 화학적 연관성〉이란 강연에서 "화학적 물질이 피를 타고 다니면서 몸의 여러 부위에서 세포의 활동과 성장을 조절할 수 있을 것"이라고 얘기했습니다. 당시 스탈링이 우리가 현재 알고 있는 호르몬들의 존재를 알았던 것은 아니었습니다. 스탈링이 '호르몬'이란 단어를 제시한 지 20년이 지난 1926년에서야 에드워드 캘빈 켄들(Edward Calvin Kendall)이 부신 호르몬인 코르티손(cortisone)과 갑상샘 호르몬인 타이록신(thyroxine)을 순수하게 분리했으니까요.

스탈링의 호르몬에 대한 정의는 지금도 여전히 생리학 교과서에 실려 있습니다. 특히, '엔도크라인(endocrine), 오토크라인(autocrine), 파라크라인(paracrine)'이란 단어의 뜻을 설명할 때 꼭 나오죠. 오토크라인이라는 것은 어떤 세포에서 분비된 물질이 자신에게 영향을 주는 것, 파라크라인은 바로 옆 세포에 영향을 주는 것, 엔도크라인은 피를 타고 가서 신체의 다른 부위 세포들에 영향을 주는 것을 의

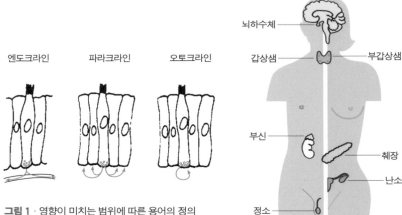

엔도크라인　　파라크라인　　오토크라인

뇌하수체

갑상샘　　　　　　　부갑상샘

부신　　　　　　　　췌장

난소

정소

그림 1 · 영향이 미치는 범위에 따른 용어의 정의

그림 2 · 호르몬 분비기관

미합니다(그림 1). 거리에 따른 구분이라고 할 수 있겠습니다.

　우리 몸에서 호르몬을 분비하는 기관은 많이 있습니다. 각 기관의 위치를 보면 제일 위에는 뇌하수체(pituitary gland)이고 제일 밑은 생식샘(영어로는 gonad라고 하고 남자에서는 정소, 여자에서는 난소를 말합니다)입니다(그림 2). 이들 중 일부만 말씀드리겠습니다.

뇌하수체

∴

뇌하수체는 뇌의 앞쪽 바닥으로 튀어나온 작은 구조물입니다(그림 3). 해부학적 · 기능적으로 전엽과 후엽 두 부분으로 나눕니다. 후

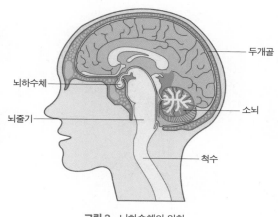

그림 3 · 뇌하수체의 위치

엽은 신경조직, 전엽은 분비샘 조직입니다. 뇌하수체 전엽(anterior pituitary)과 뇌하수체 후엽(posterior pituitary)에서 모두 호르몬이 분비되는데 전엽에서는 성장호르몬(growth hormone: GH), 갑상샘 자극 호르몬(Thyroid stimulating hormone: TSH), 부신피질 자극 호르몬(adrenocorticotropic hormone: ACTH), 난포 자극 호르몬(follicle stimulating hormone: FSH), 황체 형성 호르몬(lutenizing hormone: LH), 프로락틴(prolactin: PRL)이 분비되고 후엽에서는 항이뇨 호르몬(antidiuretic hormone: ADH), 옥시토신(oxytocin)이 분비됩니다 (그림 4).

여기서 잠시 호르몬의 작용방식에 관한 이야기를 빼놓을 수 없습니다. 갑상샘 호르몬의 작용방식을 그림으로 설명하면 그림 5와 같아요.

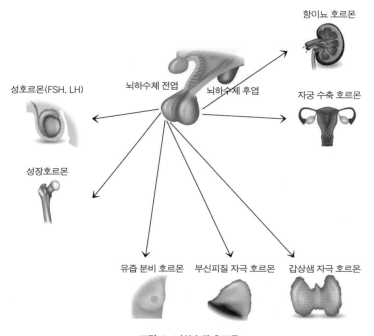

그림 4 · 뇌하수체 호르몬

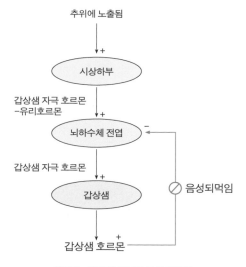

그림 5 · 갑상샘 호르몬의 작용방식

갑상샘 호르몬은 우리 몸의 대사를 활발하게 만드는 호르몬이에요. 추위에 노출되면 우리 몸은 갑상샘에서 호르몬(thyroxine)을 분비해서 체온을 올립니다. 갑상샘에서 호르몬을 분비하도록 만드는 호르몬이 갑상샘 자극 호르몬(Thyroid stimulating hormone: TSH)입니다. 그리고 갑상샘 자극 호르몬은 시상하부(hypothalamus)에서 분비되는 갑상샘 자극 호르몬-유리 호르몬(thyrotropin releasing hormone: TRH)의 자극을 받아서 분비됩니다. 시상하부는 뇌하수체 위쪽에 있습니다. 뇌하수체 전엽에서 분비되는 호르몬들 대부분이 시상하부에서 나오는 자극물질에 의해 분비가 촉진됩니다. 즉, 시상하부 → 뇌하수체 → 호르몬 생산조직 이런 순서입니다.

갑상샘에서 갑상샘 자극 호르몬이 분비되어 핏속 농도가 증가하면 더 이상 갑상샘 자극 호르몬이 분비되지 않는 것이 좋을 겁니다. 그럴 땐 증가된 갑상샘 호르몬이 뇌하수체 전엽에 억제적으로 작용합니다. 그렇게 되면 더 이상 갑상샘 자극 호르몬이 나오지 않게 되죠. 이런 식의 제어방식을 음성되먹임(negative feedback)이라 부릅니다. 에어컨의 온도를 설정해두면 그 온도에 도달할 때까지 에어컨이 작동하고 그 온도에 도달하면 에어컨이 꺼지는 방식과 유사하죠.

시상하부-뇌하수체-갑상샘으로 이어지는 제어나 음성되먹임은 호르몬의 대표적 작용방식입니다. 다른 호르몬을 설명할 때도 얘기가 나올 것 같아 미리 말씀드렸습니다.

1) 갑상샘 자극 호르몬, 갑상샘 호르몬

갑상샘 호르몬 얘기가 나왔으니 갑상샘 호르몬과 갑상샘 자극 호르몬부터 먼저 말씀드리겠습니다. 호르몬이 어떤 기능을 하는지를 알고 싶다면 호르몬이 과할 때와 부족할 때의 증상을 보는 것이 더 빠릅니다. 갑상샘 호르몬도 마찬가지입니다.

갑상샘 호르몬이 부족하면 갑상샘 기능 저하증이 나타납니다. 기능저하의 증상으로 알려진 크레티니즘(cretinism)과 점액부종(mixoedema)의 사진들을 봅시다.

그림 6, 7이 크레티니즘 사진이고 그림 8이 점액부종 사진입니다. 그림 9는 같은 사람인데 그림 8은 치료받기 전, 그림 9는 치료 받은 후 사진이죠.

크레티니즘은 선천성 갑상샘 기능 저하증의 병명입니다. 선천적으로 갑상샘 기능이 저하되어 있으면 갓난 아기라도 활력이 낮습니다. 울음소리도 약하고 아기의 등이나 배를 받치고 한 손으로 들어

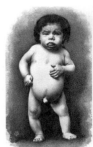
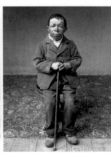
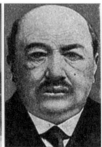
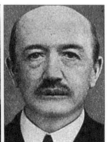

그림 6 · 소아 크레틴 증 환자 그림 7 · 성인 크레틴증 환자 그림 8 · 점액부종 치료 전 그림 9 · 점액부종 치료 후

기초부터 탄탄하게, 처음 듣는 의대 강의

올리면 축 늘어집니다. 혀와 피부가 두껍고 키도 자라지 않으며 정신지체를 포함한 신경학적 증상이 나타나죠. 이런 아이들을 치료하지 않고 방치하면 그림 7 사진 속 어른이 되죠. 키가 작고 정신지체가 심하고 불임이 되는 경우가 많습니다.

정상이던 사람이 갑상샘 기능 저하가 되는 경우도 있습니다. 그때 나타나는 극단적 증상이 점액부종입니다. 갑상샘 호르몬은 물질의 대사를 촉진하는데 이 호르몬이 부족하게 되면 제대로 대사되지 않은 다당류-단백질 복합체가 피부에 쌓입니다. 이 부종은 손으로 눌러도 들어가지 않습니다. 전반적인 대사가 떨어지니 추위도 많이 타고 쉽게 피로해지고 생리량이 늘어납니다.

갑상샘 호르몬은 요오드(iodide)를 원료로 하죠. 그래서 요오드를 섭취하기 어려운 지역에 사는 사람들에게서 고이터(goiter)라는, 갑상샘이 커지는 증상과 함께 갑상샘 기능 저하증이 잘 나타났습니다. 크레티니즘도 쉽게 발견되었구요. 이 질환들은 1800년대 후반에 들어서야 의학적으로 접근하기 시작했습니다. 몇몇 의사들이 갑상샘이 크레티니즘의 원인일 수 있다는 의견을 제시하면서 부터죠. 이후 1) 점액부종 환자의 부검에서 갑상샘이 심하게 위축된 사실 2) 커진 갑상샘을 제거한 환자가 점액부종이나 크레티니즘 증상을 보인다는 사실 3) 양에서 떼어낸 갑상샘을 점액부종 환자에게 이식했더니 증상이 호전된 사실 4) 갑상샘 추출물을 환자에게 주사하여 호전시킨 사실 등을 통해 갑상샘이 점액부종과 크레티니즘의 원인이라는 것이 굳어지게 됩니다.

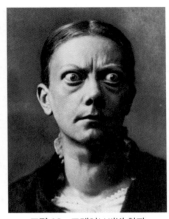

그림 10 · 그레이브씨병 환자

갑상샘 기능이 항진되면 완전히 반대 증상이 나타납니다. 신체 전반적인 대사 과정이 항진되니 아무리 먹어도 살이 찌지 않습니다. 심장은 빨리 뛰고 호흡이 빨라지죠. 몸에 열이 많이 나 손을 만지면 따뜻하고 더위를 참지 못하죠. 갑상샘 기능 저하에서는 생리량이 늘어나는 것이 문제이지만 이 경우는 월경의 양이 줄어들어 병원을 찾게 되죠. 몸은 마르고 가슴은 커지고 눈은 앞으로 돌출합니다(그림 10).

이 사진은 그레이브씨병이라 불리는 갑상샘 기능 항진증 환자의 사진입니다. 돌출된 눈이 특징적이죠. 이 병은 B림프구에서 갑상샘 자극 호르몬과 유사한 항체를 계속 생산하기 때문에 생깁니다. 항체에 의해 갑상샘이 계속 자극되니 갑상샘이 커지고(고이터: goiter) 갑상샘 호르몬이 계속 생성되면서 갑상샘 기능 항진증과 관련된 증상이 모두 나옵니다. 고이터는 갑상샘 기능 저하증에도 나타날 수 있다고 했죠. 갑상샘 자체의 문제로 핏속 갑상샘 호르몬 농도가 낮게 유지되면 갑상샘 자극 호르몬 분비가 증가되어 갑상샘을 계속 자극하기 때문입니다.

갑상샘 기능과 뇌하수체 사이의 관계는 1) 크레티니즘을 보인 환자를 부검해보니 뇌하수체가 커져 있더라는 보고, 2) 뇌하수체를 수술한 환자의 갑상샘이 위축되었다는 보고 등을 통해 어느 정도 알려지기 시작했습니다. 그런데 재미있는 건 뇌하수체와 갑상샘 사이의 관계를 밝히는 데 올챙이가 이용되었다는 사실입니다. 이 얘기만 조금 더 하고 갑상샘 호르몬 얘기는 마치겠습니다.

이 얘기의 주인공은 베넷 앨런(Bennett M. Allen)과 필립 스미스(Phillip E. Smith)라는 두 학자입니다. 이 두 사람 모두 올챙이를 대상으로 독립적으로 연구를 했지요. 실험에서는 올챙이 뇌하수체 전엽을 제거하는 방식을 썼습니다(올챙이의 뇌하수체 전엽은 비교적 쉽고 정확하게 제거할 수 있다고 합니다). 그리고 올챙이가 개구리로 제대로 자라지 못하는 것을 발견하죠. 이후 앨런은 다른 올챙이의 뇌하수체를 이식하는 방법을 통해, 스미스는 실험대상을 올챙이에서 포유류로 확장시키는 것을 통해 자신들의 발견을 공고히 합니다. 참, 이 둘 사이에 누가 먼저 그 사실을 발견했는가에 대해 상당한 다툼이 있었다고 합니다. 우연히 학회에서 만난 두 사람이 의견을 교환했고 비슷한 결과를 같은 학회에서 따로따로 발표한 후(1916년) 스미스가 먼저 짧은 논문을 내면서 전쟁이 시작되었다고 하죠. 학자들 사이에 종종 벌어지는 일입니다.

2) 성장호르몬

1921년 허버트 에반스(Herbert Mclean Evans)는 거대한 쥐를 만들었다고 학계에 보고합니다. 뚱뚱한 쥐가 아니라 뼈가 굵은 장대한 쥐 말입니다. 에반스는 이 쥐에게 특별히 제조한 수프를 하루 세 번 주사했죠. 에반스가 '콩 수프'라고 불렀던 이 수프는 소의 뇌하수체 전엽을 처리해서 얻은 추출물이었습니다. 에반스는 이 실험으로 1923년 미국의학협회(American Medical association)로부터 금메달을 받습니다.

에반스의 콩 수프에는 소의 뇌하수체 전엽에서 분비되는 성장호르몬(growth hormone: GH)이 들어 있었습니다. 사실 에반스의 이러한 실험은 그 유명한 쿠싱 박사가 아니었으면 어려웠을 겁니다. 존스 홉킨스 대학병원의 유명한 신경외과의였던 하비 쿠싱(Harvey Cushing)이 말단비대증(acromegaly) 혹은 거인증(gigantism)으로 사망한 사람의 뇌하수체에 종양이 있는 것을 발견하고 뇌하수체를 제거하는 수술법을 개발했거든요. 여러 임상례를 통해 뇌하수체와 병적인 성장 사이의 관계가 지속적으로 제기된 것도 에반스에게 영감을 주었습니다.

성장호르몬이 부족하면 난쟁이증(dwarfism)이 나타납니다. 과하면 말단비대증이나 거인증이 나타나죠. 정상적 성장이 끝난 뒤에 성장호르몬이 과다하게 분비되면 말단비대증이, 성장하는 시기에 과다하게 분비되면 거인증이 나타납니다. 증세는 그림 11을 통해 확인하시죠.

그림 12는 말단비대증입니다. 나이가 들면서 외모가 변했다고 생각할 수도 있지만 그래도 뼈가 심하게 굵어진 것은 알 수 있겠죠? 의사들은 이 병을 의심하면 먼저 옛날 사진부터 봅니다. 이 환자들의 첫 증세는 결혼반지나 신발이 맞지 않게 되는 일이거든요. 굵어지는 건 뼈만이 아닙니다. 피부를 포함한 부드러운 조직도 굵어지죠. 관

기초부터 탄탄하게, 처음 듣는 의대 강의

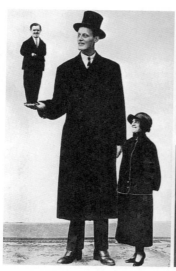

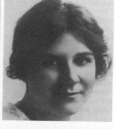

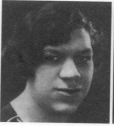

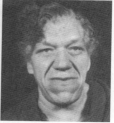

그림 11 · 난쟁이증과 거인증   **그림 12** · 말단비대증

절, 혈관, 심장, 폐가 망가집니다. 뇌하수체 종양에 의한 것이면 뇌하수체 종양이 시신경을 눌러 시력도 떨어지죠.

성장호르몬은 핏속 포도당 농도를 증가시킵니다. 인체는 스트레스를 받으면 핏속 포도당 농도를 올려서 대응하기 때문에 성장호르몬도 스트레스 호르몬의 일종으로 생각합니다.

성장호르몬은 키도 크게 합니다. 이것 때문에 요즘 부모님들은 성장호르몬에 관심이 많습니다. 아주 고가의 치료인데도 말이죠. 그런데요, 정상적으로 성장호르몬은 밤에 잠잘 때 분비가 잘됩니다. 키가 크려면 잠이 보약입니다. 대부분의 학생들이 공부하느라, 학원 숙제하느라 아주 늦게 자죠. 그러면서 한편으론 아이들 키를 키우겠다고 성장호르몬 주사를 맞히는 걸 보면 참, 답답합니다.

3) 부신피질 자극 호르몬(adrenocorticotrophic hormone: ACTH), 코티솔(cortisol)

1849년 토머스 에디슨(Thomas Addison)은 후에 에디슨씨병이라 불리게 될 병의 증세에 대해 이렇게 기술합니다.

> "~ 다소의 피로감과 무력감과 함께 안색이 파래지고 온몸 근육의 힘이 빠진다. 육체적으로나 정신적으로 버티는 것이 힘들어진다. 시간이 지날수록 증세는 점점 악화되고 얼굴이나 입술, 눈과 신체 표면의 혈색이 사라진다. 혀가 파래지고 늘어지며 심장이 약하게 뛰고 맥이 약해진다. 식욕은 정상일 수도, 사라질 수도 있다. 환자의 무력감은 점점 더 심해지고 기절할 것 같은 느낌을 받는다. 조금만 움직여도 호흡이 빨라지며 전신은 마치 나쁜 왁스로 만든 것처럼 늘어진다. 환자는 침대에서 더 이상 일어나지 못하고 발목 주위에는 부종이 생긴다. 무력감이 극심해져서 완전히 소진된 채로 사망하기도 하고 사망 전에는 부종과 뇌압 상승의 증세가 나타나기도 한다. 이런 증세로 죽은 환자들 중 오직 세 명만 부검을 했는데 그들 모두에서 신장 위 캡슐에 병변이 있었다."

『오만과 편견』의 작가 제인 오스턴도 이 병으로 죽었죠. 에디슨이 말한 신장 위 캡슐은 '부신'이라 불리는 곳입니다. 그림 13을 보세요. 부신은 신장 바로 위에 붙은 조직이죠. 그래서 부신(副腎)입니다.

부신을 잘라보면 피질(cortex)과 수질(medulla) 두 층으로 구분할 수 있습니다. 조직학적으로는 더 세분할 수 있고 구획마다 분비하는 호르몬도 다릅니다. 크게 나누면 피질은 스테로이드 계열의 호르몬(당류코르티코이드, 염류코르티코이드, 성호르몬)을, 수질은 카테콜아민 계열의 호르몬(에피네프린, 노어에피네프린)을 분비합니다(그림 13).

에디슨씨병은 부신이 망가져서 생기는 병입니다. 부신이 망가지면 부신에서 나오는 호르몬이 줄어들겠죠. 부신에서 나오는 호르몬 중 코티솔(cortisol), 알도스테론(aldosterone), 에피네프린(epinephrine), 노어에피네프린(norepinephrine) 등은 모두 혈압을 올릴 수 있는 호르몬들입니다. 특히 코티솔, 에피네프린 등은 성장호르몬(growth hormone)과 함께 스트레스에 반응하는 호르몬으로 불립니다.

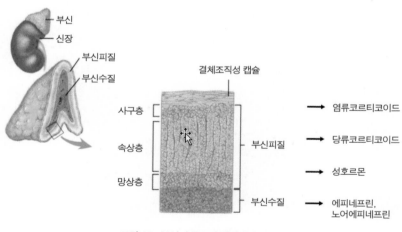

그림 13 · 부신의 구조와 생성 호르몬

사람이 스트레스를 받으면 몸에서는 스트레스에 대응하는 호르몬(코티솔, 에피네프린, 성장호르몬 등)이 분비됩니다. 여기서 말하는 스트레스는 정신적 스트레스와 육체적인 스트레스를 모두 포함한 것입니다. 스트레스 호르몬은 혈당을 올리는 등 몸이 스트레스에 대응할 수 있게끔 적절한 반응을 유도합니다. 그런데 에디슨씨병을 앓는 환자는 이러한 스트레스에 반응할 수 있는 호르몬이 분비되지 않아 스트레스를 이겨내지 못하는 것이죠.

요즘은 어떤지 모르겠지만 제가 학생 때 에디슨씨병 환자는 찜질방에 갔다가 병원에 실려 오는 경우가 많다고 들었습니다. 스트레스를 해소하려고 찜질방에 갔다가 찜질방의 고열이란 스트레스를 못 이기고 실신해서 병원으로 실려 오는 것이죠. 이런 환자들은 평소 자신이 환자라는 것을 모르고 지내는 경우가 많습니다. 심한 경우 사망할 수도 있는 큰 병인데도 말입니다.

부신과 부신 호르몬인 코티솔의 기능을 잘 모를 때 코티솔이 임상적으로 처음 쓰인 곳은 류머티스 관절염이었습니다. 1940년 당시 시상하부-뇌하수체-부신으로 이어지는 스트레스 반응이 학계의 관심을 끌고 있었는데 류머티스 관절염을 앓는 환자들이 스트레스를 받으면 일시적으로 좋아진다는 것을 의사들이 알아낸 겁니다. 당연히 부신에서 분비되는 호르몬이 조명을 받게 되었죠.

메이요 클리닉(Mayo Clinic)의 의사였던 필립 헨치(Philip Hench)가 이끄는 류머티스 팀이 제약회사인 머크(Merck)에서 제공한 1g의 코르티손(cortisone)을 환자에게 투여한 때가 1948년이었습니다. 효

기초부터 탄탄하게, 처음 듣는 의대 강의

과는 극적이었죠. 침대에서 꼼짝 못하던 환자가 침대에서 나와 춤을 추려고 하질 않나 그동안 못했던 목욕을 한다며 하루에 일곱 번씩 목욕을 하질 않나. 그야말로 축제 분위기였다고 합니다. 류머티스 관절염은 면역세포가 자신의 몸을 공격하는 일종의 자가면역질환인데 코르티손이 면역세포를 억제하는 기능이 있었기 때문이었습니다. 불행하게도 효과는 오래 가지 못했습니다. 투약을 중단하자 바로 병이 재발했으니까요. 어쨌든 필립은 코르티손을 분리한 에드워드 켄들, 타데우스 라이히슈타인(Tadeusz Reichstein)과 함께 노벨상을 받았습니다. 요즘도 스테로이드 계열의 약물은 만병통치약처럼 쓰입니다. 단, 부작용이 있어 오래 쓰지 못하죠. 오래 쓰면 뇌하수체 기능을 억제하거든요.

부신 호르몬 분비를 자극하는 호르몬이 부신피질 자극 호르몬(adrenocorticotrophic hormone: ACTH)입니다. 이 호르몬은 뇌하수체 전엽에서 분비되죠. 1926년 필립 스미스(Philip Edward Smith)가 쥐 뇌하수체를 제거했을 때 부신과 갑상샘이 위축되는 현상을 발견하면서 주목받게 된 호르몬입니다.

에디슨병은 부신 호르몬 분비가 떨어져서 나타나는 것이죠. 만약 과하게 분비된다면 어떤 일이 일어날까요? 그림 14와 같은 증상이 나타납니다. 이를 두고 쿠싱 증후군(Cushing syndrome)이라 합니다. 만약 뇌하수체에 종양이 있어서 부신피질 자극 호르몬을 과하게 분비하여 증상이 나타나는 경우에는 쿠싱씨병(Cushing disease)이라고 하죠. 이 병을 발견한 신경외과의였던 하비 쿠싱의 이름을 딴 겁니다.

코티솔은 스트레스 호르몬이라고 했죠. 스트레스 호르몬은 혈당을 올리는 작용을 합니다. 지방을 분해해서 당을 올리는 과정에서 고혈당이 나타나고 지방의 배치가 달라집니다. 얼굴과 몸통에 많이 쌓이죠. 얼굴은 둥글게 되고 팔다리는 가늘어지고 몸통은 굵어지면서 피부가 늘어나 붉은 줄이 생기고 부신 호르몬이 과하게 분비되니 혈압도 올라갑니다. 면역이 억제되면서 상처가 나면 잘 낫질 않습니다(그림 14). 치료를 위해 스테로이드를 장기간 쓰게 되면 환자들은 이런 부작용을 겪게 됩니다.

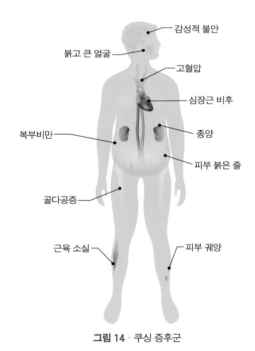

감성적 불안

붉고 큰 얼굴

고혈압

심장근 비후

종양

복부비만

피부 붉은 줄

골다공증

근육 소실

피부 궤양

그림 14 · 쿠싱 증후군

기초부터 탄탄하게, 처음 듣는 의대 강의

선천성 부신 과형성증

· ·

부신 얘기가 나온 김에 선천성 부신 과형성증(congenital adrenal hyperplasia)이란 질환에 대해서도 말씀드리겠습니다. 부신에서는 여러 호르몬이 만들어지죠. 피질에서 만들어지는 호르몬은 스테로이드 계열로 뭉뚱그려 분류하지만 세분하면 당류코르티코이드, 염류코르티코이드, 성호르몬으로 나눌 수 있습니다. 이 호르몬들의 기본 원료는 콜레스테롤입니다. 어떤 효소가 콜레스테롤을 가공하느냐에 따라 조금씩 다른 호르몬들이 만들어지게 됩니다. 만약 특정 효소가 부족하면 그 효소에 의해 만들어지는 호르몬은 덜 만들어지고 다른 호르몬이 더 만들어지게 됩니다. 선천성 부신 과형성증은 이런 작용을 통해 성호르몬, 특히 여아에서 남성호르몬이 많이 만들어져 나타나는 현상입니다.

남성호르몬이 과량생산되는 대신 코티솔 생산이 줄어들고 코티솔에 의한 시상하부에 대한 억제작용도 줄어듭니다. 그렇게 되면 시상하부에서는 뇌하수체에 더 많은 부신수질 자극 호르몬을 분비하도록 하여 부신이 더 많은 남성호르몬을 만들게 되죠(그림 15). 일종의 악순환인 셈입니다.

이 질환을 가진 여아는 외성기 부분이 남아의 것처럼 변하죠. 발생학적으로 남자의 성기나 여자의 성기는 사실 비슷한 형태에서 출발했습니다(그림 16). 이런 이유로 선천성 부신 과형성증을 가진 여아의 외성기는 마치 남아의 외성기처럼 보일 수 있습니다. 아기 때

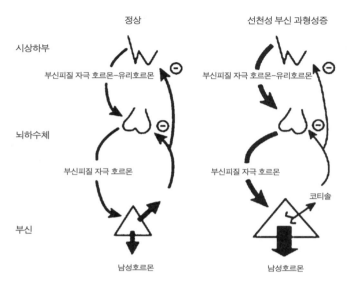

정상   선천성 부신 과형성증

시상하부

부신피질 자극 호르몬-유리호르몬   부신피질 자극 호르몬-유리호르몬

뇌하수체

부신피질 자극 호르몬   부신피질 자극 호르몬

코티솔

부신

남성호르몬   남성호르몬

그림 15 · 선천성 부신 과형성증의 기전

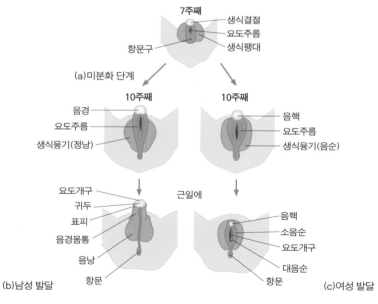

7주째   생식결절
   요도주름
항문구   생식팽대

(a)미분화 단계

10주째   10주째

음경   음핵
요도주름   요도주름
생식융기(정낭)   생식융기(음순)

근일에

요도개구   음핵
귀두   소음순
표피   요도개구
음경몸통   대음순
음낭
항문   항문

(b)남성 발달   (c)여성 발달

그림 16 · 남녀의 외성기 발달

남성호르몬에 과다하게 노출되면 자란 후의 성격에도 영향을 줍니다. 이런 여아들은 다른 여아들에 비해 남자아이들과 잘 놀고 남자아이들의 놀이나 장난감을 선호합니다. 커서도 동성애자나 양성애자가 되는 비율이 높다고 하죠.

4) 성선 자극 호르몬 : FSH, LH

뇌하수체 전엽에서 만들어지는 성선 자극 호르몬은 난포 자극 호르몬(follicle stimulating hormone: FSH)과 황체 형성 호르몬(luteinizing hormone: LH)입니다. 난포나 황체는 모두 난소에 있는 것이죠. 그래서 학생들은 이 호르몬들을 여성호르몬과 관련지어 생각하는 경향이 있습니다만 그렇지 않습니다. 남자의 고환에도 작용해서 남성호르몬인 테스토스테론(testosterone)과 여성호르몬인 에스트라다이올(estradiol)을 만듭니다. 여기서는 FSH와 LH에 대해 설명하기보다 실생활에도 도움이 될 것 같으니 여성 월경주기를 설명하는 것이 더 좋겠습니다.

월경이 정상적이라면 여성은 28일을 기준으로 14일 정도에 배란을 합니다. 난자가 난소에서 나오는 것이죠. 배란된 난자는 보통 24시간 정도 생존하며 이때 수정이 되지 않으면 죽습니다. 참고로 여성의 체내로 들어온 정자는 최대 4일간 생존 가능합니다. 배란과 함께 자궁은 벽을 두껍게 만들어 수정란을 받아들일 준비를 하는데 수정이 되지 않으면 두꺼워진 자궁벽이 떨어져 나가면서 월경이 시작되는 거죠. 월경주기에 따른 호르몬의 변화와 자궁벽의 변화는 그림

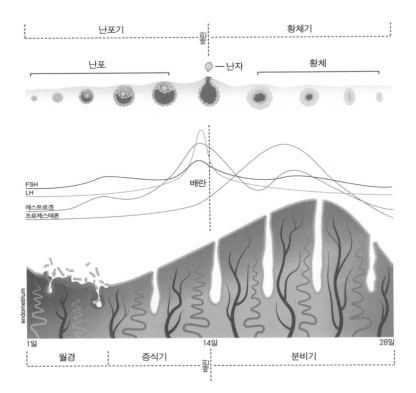

그림 17 · 월경주기

17을 보세요.

배란은 난포(배란 전 난자가 들어 있는 곳)에서 여성호르몬 생성이 증가하며 일어납니다. 여성호르몬 생성이 증가하면 뇌하수체에서 LH, FSH 생성도 같이 증가하는데 배란을 앞둔 시점에서는 LH농도가 급격히 증가하면서 배란을 유발하는 것으로 알려져 있습니다. 배란이 되면 난포는 황체가 되고 황체에서 여성호르몬과 프로제스테론(progesterone)을 분비하여 자궁의 벽을 두껍게 만들죠. 프로제스테론의 pro는 '~을 위하는, 옹호하는' 이란 뜻을 가지고 있고 gest는 임신이란 뜻을 가지고 있습니다. 즉, 임신을 돕는 호르몬이란 뜻입니다. 수정이 일어나지 않으면 황체는 퇴화하여 호르몬을 더 이상 분비하지 않게 되고 그 결과 두꺼워진 자궁벽이 떨어져 나가게 됩니다.

LH의 급격한 증가는 배란을 의미하기 때문에 소변에서 LH농도 증가를 검사하면 배란이 된 것을 알 수 있습니다. 그래서 임신을 원하는 여성들을 위해 LH농도를 소변에서 검사할 수 있는 진단기를 팔고 있습니다.

5) 유즙 분비 호르몬: 프로락틴(prolactin)

유즙 분비 호르몬인 프로락틴은 다른 호르몬과 달리 여성에서 특별한 시기에만 기능을 하는 호르몬이죠. 이 호르몬은 아기와 밀접한 관계를 가집니다. 아기가 젖을 빨면 더 잘 분비되어 젖 생산을 늘려줍니다. 아기가 젖을 빨 때 젖이 잘 분비되도록 하는 과정에 자궁을 수축시키는 호르몬인 옥시토신도 관여를 합니다.

프로락틴이 분비되면 시상하부에서 분비되어 뇌하수체의 FSH, LH 분비를 자극하는 성선자극 호르몬-유리 호르몬(gonadotropin releasing hormone; GnRH)의 분비가 억제되죠. 그래서 아기를 낳고 젖을 먹이면 자연스레 피임이 됩니다. 젖을 떼면 다시 GnRH가 분비되어 임신이 가능하게 되죠. 보통 형제간 나이 차가 두 살이 되는 이유가 여기 있습니다. 불임으로 산부인과에 가면 호르몬 검사를 하는데 이때 핏속 프로락틴 농도를 검사하기도 합니다. 프로락틴의 과다 분비는 위에서 설명한 작용을 통해 불임을 유발하거든요.

뇌하수체에서 나오는 호르몬은 이 정도로 설명하도록 하겠습니다. 항이뇨호르몬은 〈신장〉 편에서 설명드린 것으로 대신하고 옥시토신은 설명하지 않겠습니다. 이제부터는 말단 호르몬 기관에 대해 말씀드리죠. 부신에 대해서는 위에서 어느 정도 언급했으니 부갑상샘과 췌장에 대해서만 말씀드리겠습니다.

부갑상샘 호르몬
··

부갑상샘은 갑상샘 뒤쪽에 붙어 있습니다(그림 18). 여기서 부갑상샘 호르몬(parathyroid hormone : PTH)을 분비하죠. 핏속 칼슘이온의 농도를 올리는 기능이 있습니다. 칼슘농도가 낮아지면 분비되어 신장이나 소장에서 칼슘이온의 재흡수를 촉진합니다. 뼈에도 작용하여 뼈에서 칼슘을 유출시켜 핏속 농도를 올립니다. 부갑상샘을 제

기초부터 탄탄하게, 처음 듣는 의대 강의

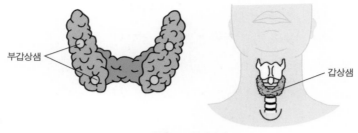

그림 18 · 부갑상샘

거하면 핏속 칼슘농도가 감소하여 근육이 경련을 일으키며 수축하는 현상이 나타납니다. 갑상샘에서 분비되는 호르몬인 칼시토닌은 반대로 핏속 칼슘농도를 낮추는 기능이 있습니다.

췌장 호르몬: 인슐린을 중심으로

∵

당뇨병은 소변에 당이 나오는 병이죠. 영어로는 diabetes mellitus라고 합니다. diabetes는 그리스어로 '흘러내리는'이란 의미를 가지는데 이는 소변이 많이 나오는 것을 뜻합니다. mellitus는 꿀처럼 달콤하다는 의미입니다. 소변에 당이 섞여서 달게 느껴진다는 뜻이죠. 소변이 달면 얼마나 달겠어? 싶지만 기원 전 5세기 인도의 유명한 외과의였던 수슈루타(Sushruta)는 "단맛이 날뿐 아니라 끈끈하기까지 해서 개미들이 잘 꼬인다"고 했고 17세기 영국의 유명한 내과의였던 토머스 윌리스(Thomas Willis, Diabetes mellitus의 mellitus라는 단어를 쓴 사람이 토머스 윌리스입니다)는 "어떤 백작께서 24시간 내에 약 1갤런 반 정도의 맑고 투명한 소변을 눴는데 그 맛이 마치 꿀을 섞어놓은 듯"하다고 했으니 어느 정도인지 알겠죠? 실제로 당뇨를 진단하기 위해 의사들이 소변의 맛을 보기도 했다고 합니다.

소변의 맛을 보는 것과 관련해서는 유명한 농담이 있습니다. 당뇨에 대한 강의를 하던 교수가 환자의 소변을 들고 와서는 이렇게 말하죠. "여기 환자의 소변이 있네. 제군들, 당뇨 환자의 소변이 달다는 강의는 이미 했으니 실습도 해야 하지 않겠나? 이것 보게. (손가락으로 소변을 찍어 맛을 본 뒤). 음, 역시 달군. 자, 그쪽 줄에 있는 학생들부터 나와서 맛을 봐" 교수가 먼저 시범을 보이니 어쩔 수 없이 모든 학생들이 맛을 봤는데 실습이 끝나자 교수가 이렇게 말하죠. "항상 의사는 관찰력이 뛰어나야 하네. 내가 소변에 담근 손가락은 검지였고 내가 입에 넣은 손가락은 중지였다네. 자, 오늘 수업은 여기까지 하지" 너무 흔한 우스개라 수업시간에 써먹기도 부끄러울 정도이지만 요즘 학생들은 이 농담을 모르더군요. 그래서 혹시나 하는 마음에 한 줄 소개합니다.

당뇨병은 췌장 호르몬인 인슐린과 관련 있습니다. 1) 인슐린이 분비가 되지 않거나 2) 인슐린 분비가 부족하거나 3) 인슐린은 분비가 되는데 제대로 작용하지 않으면 생기는 병입니다. 인슐린은 핏속 당 농도를 낮추는 호르몬이거든요. 인슐린에 문제가 있어서 핏속 당의 농도가 증가하면 신장에서 소변을 통해 배출합니다. 〈신장〉 편에서 신장은 우리 몸에 유용한 것은 절대 버리지 않는다고 했었죠. 당

기초부터 탄탄하게, 처음 듣는 의대 강의

이나 단백질, 중탄산염을 그 예로 들었습니다. 그런데도 소변으로 당이 나가는 것은 신장이 흡수할 수 있는 한도를 넘어서 핏속 당의 농도가 올라갔기 때문입니다.

토머스 윌리스가 당뇨에 대해 기술한 이후에도 사람들은 어디가 문제인지 알지 못했습니다. 당뇨가 췌장과 관련이 있다는 사실은 1889년 오스카 민코프스키(Oscar Minkowski)와 요제프 폰 메링(Joseph von Mering)의 실험을 통해서 알려졌습니다.

민코프스키는 폰 메링이 근무하는 대학의 도서관에 가다가 우연히 폰 메링을 만나게 됩니다. 당시 폰 메링은 리파닌이라는 것을 소화가 안 되는 사람들에게 처방하곤 했는데 민코프스키는 리파닌 처방을 반대하는 입장이었습니다. 이러저런 얘기를 하던 중 화제가 지방의 소화와 관련된 췌장의 역할로 옮겨갔고 의기투합한 두 사람은 그날 저녁 실험실에서 개의 췌장을 떼어내는 실험을 감행합니다. 이 실험에서 민코프스키는 췌장을 떼어낸 개가 다량의 소변을 보고 그 소변에 파리들이 많이 꼬이는 것을 보았습니다. 소변을 검사했더니 다량의 당이 포함되어 있었죠. 그들은 세 마리의 개를 더 수술했고 같은 결과를 얻었습니다. 췌장과 당뇨병의 관계는 이렇게 우연히 발견되었습니다.

인슐린의 발견도 상당히 극적이었습니다. 민코프스키와 폰 메링의 발견 이후 많은 사람들이 췌장에서 분비되는 미지의 물질을 찾기 위해 노력했습니다. 당뇨병 환자에게 췌장을 먹여도 보고 췌장 추출물로 실험도 해봤지만 큰 효과를 보지 못했습니다. 그러다

1920년 의과대학을 졸업한 지 겨우 4년밖에 지나지 않은 풋내기 의사 프레데릭 반팅(Frederick Banting)이 췌장의 소화관을 묶어 췌장액이 나오지 않게 하면 내분비 세포만 살아남아 추출이 쉬울 거란 생각을 하게 됩니다. 그는 당장 토론토 대학의 존 제임스 릭카드 맥클레오드(John James Rickard Macleod) 교수를 찾아가 자신의 생각을 얘기했고 교수로부터 실험실 공간과 개, 그리고 조수(찰스 베스트: Charles Best) 한 사람을 지원받습니다. 이후 이 팀에 합류한 화학자 제임스 베르트람 콜립(James Bertram Collip)의 도움으로 정제된 추출물을 얻게 됩니다. 1922년 14세 소년 레오나드 톰프슨(Leonard Thompson)에게 추출물을 처음 주사했지만 효과가 없었고 (사실 주사 부위가 곪기만 했죠) 새로 정제한 추출물을 이용한 두 번째 시도에서 극적인 효과를 얻었습니다. 반팅과 맥클레오드는 이 공로로 노벨상을 받습니다. 사실 반팅은 찰스 베스트가 상을 못 받은 것에 상당히 분개해서 상금을 그와 나누었다고 합니다. 멕클레오드 교수도 콜립과 상금을 나누었죠.

자, 이쯤에서 인슐린의 작용을 얘기하고 넘어가는 것이 좋겠습니다. 인슐린이 몸에서 작용하는 주요 장기는 간, 근육, 지방조직입니다. 간에서는 1) 포도당(glucose)을 당원(glycogen)의 형태로 바꾸어 저장하고 2) 포도당 생성을 억제합니다. 3) 포도당을 분해해서 에너지 생산에 쓰이도록 하고 4) 포도당을 이용해 지방을 만들어 축적하죠. 5) 단백질 생산을 늘리고 단백질 분해를 억제합니다. 즉, 포도당을 이용해서 몸에 필요한 것을 만드는 것이죠. 근육에서는 1) 근육세포 내로 포도당이 잘 들어가도록 하고 2) 포도당을 당원으로 바꾸어 저장합니다. 3) 포도당을 에너지 생산에 이용하고 4) 단백질 생산에 도움을 줍니다. 이런 과정을 거쳐 근육량을 늘리죠. 지방조직에서는 1) 조직으로 포도당 이동을 촉진시키고 2) 지방 생성을 늘려 저장합니다. 이런 모든 과정이 인슐린에 의해 이뤄집니다. 그러니 아무리 핏속에 포도당이 많아도 인슐린이 없으면 아무 소용이 없는 셈이죠.

당뇨병은 크게 1형과 2형 두 가지로 나뉩니다. 1형 당뇨병은 인슐린 분비가 안 되는 경우입니다. 췌장에서 인슐린을 분비하는 세포가 파괴된 경우죠. 인슐린이 없으면 신체는 마치 굶는 것과 같은 상태가 됩니다. 간이나 근육, 지방 조직으로 포도당이 들어오지 않기 때문입니다. 그렇게 되면 간은 포도당을 새로 만들어 공급하려고 합니다. 게다가 췌장은 글루카곤(glucagon)이라는, 인슐린에 반대로 작용하여 혈당을 높이는 호르몬도 분비하는데 이 호르몬은 간에서 지방산을 산화시켜 케톤체(ketone body)라는 것을 만들죠. 포도당 대신 지방산을 이용해서 에너지를 만드는 과정에서 생성되는 것입니다. 이 케톤체라는 것은 일종의 산이에요. 이런 산이 핏속에 쏟아져 나오면 피가 산성이 되죠. 피의 산성화가 심해지면 사람이 사망할 수 있습니다. 인슐린 부족과 글루카곤 분비로 인해 혈당이 계속 증가하고 소변으로 당이 빠져나가 수분 손실이 증가하는 상황이라면 피의 산성화는 더 빨리 진행됩니다. 시간 안에 인슐린 주사를 맞지 못하면 아이가 사망할 수도 있다는 내용이 영화에서 가끔 나오죠.

2형 당뇨병은 좀 복잡합니다. 핏속 포도당 농도가 올라가도 췌장에서 인슐린이 잘 분비되지 않거나 분비가 되더라도 인슐린에 대한 조직의 반응이 정상이 아니라거나(인슐린 저항성) 하는 식이죠. 게다가 고혈압, 고지질혈증, 비만, 인슐린 저항성 등이 더해집니다. 이런 조건들은 혈관에 안 좋습니다. 결국 혈관이 망가지죠. 그 혈관이 어디냐에 따라 증상이 다른데 신장 쪽이면 신장이, 눈 쪽이면 눈이 망가집니다. 발로 가는 혈관도 마찬가지여서 만약 발에 상처가 나면 잘 낫지 않아 심하면 발을 절단해야 하는 경우도 생깁니다. 신경에도 안 좋아서 당뇨 환자들은 말초신경병도 많이 가지고 있습니다. 적게 먹고 꾸준히 운동하는 것이 가장 좋은 예방법입니다.

내분비계에 대한 내용이 좀 길었네요. 여기서 줄일까 합니다. 설명을 생략한 호르몬은 덜 중요해서가 아닙니다. 다음은 신경계로 들어가겠습니다.

신경계
정보를 처리하고
전달하는 통로

medical school
lectures

의대에서는 신경생리를 따로 한 학기 가르칩니다. 그만큼 내용이 방대하죠. 이렇게 방대한 내용을 몇 쪽 안에 모두 설명할 수는 없습니다. 여기서는 중추신경계를 중심으로 전체적인 그림을 파악할 수 있을 정도로만 얘기하겠습니다.

뇌

자세한 얘기를 하기 전에 부위별 명칭을 알아봅시다.

대뇌의 표면에는 불룩 솟은 부분(이랑: gyrus)과 움푹 들어간 부분(고랑: sulcus), 깊게 골이 파여 경계가 뚜렷하게 형성된 부분—틈새(fissure)—등이 있는데 이들 이랑과 고랑, 틈새를 기준으로 뇌의 부위별 명칭을 정하죠.

대뇌의 중앙에서 좌우로 뻗은 중심고랑(central sulcus)을 기준으로 앞쪽을 이마엽(frontal lobe) 뒤쪽을 마루엽(parietal lobe)이라 합니다. 대뇌의 뒤쪽으로 더 가면 좌우로 뻗은 또 하나의 고랑(마루뒤

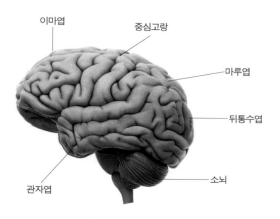

그림 1 · 대뇌 각 부위별 명칭

통수 고랑: parieto-occipital sulcus)이 있는데 여기를 기준으로 마루엽과 뒤통수엽(occipital lobe)을 구분합니다. 대뇌의 옆면에는 마치 귀마개처럼 대뇌를 덮고 있는 부분이 있는데 이를 관자엽(temporal lobe)이라 부릅니다. 뒤통수엽과 관자엽 아래로는 소뇌(cerebellum)가 붙어 있죠(그림 1).

좌우 반구의 가운데를 잘라보면 그림 2처럼 보이죠. 대뇌 안쪽 앞에서 뒤로 돌아가는 단면을 보여주는 구조물은 뇌들보(corpus callosum)이고, 앞쪽 뇌들보 아래를 따라 내려오면 뇌하수체가 있습니다. 뇌하수체 위쪽이 시상하부(hypothalamus), 시상하부 위쪽이 시상(thalamus)입니다. 뇌하수체 아래 배를 불룩 내밀고 있는 부위는 교뇌(pons), 교뇌 위는 중뇌(midbrain), 교뇌와 아래쪽으로 연결된 부분은 연수(medulla oblongata), 그 아래는 척수입니

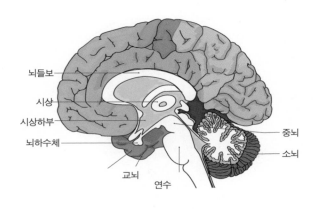

뇌들보

시상

시상하부

뇌하수체

중뇌

소뇌

교뇌

연수

그림 2 · 뇌의 단면

다(그림 2).

뇌의 영역별 기능

신경해부학 실습시간에 포르말린에 절어 있는 뇌를 집어 들었을 때가 생각납니다. 어디가 어딘지 이미 알고 있었지만 1,000~1,500g 정도의 덩어리가 기능적으로 모두 다른 부위로 구성되어 있다는 것은 상상하기가 어려웠습니다. 육안으로는 어디를 봐도 다 균일하게 보이기 때문입니다. 옛날 사람들도 그렇게 생각했죠.

　뇌의 부위에 따라 기능이 다를 수 있다는 생각을 널리 퍼뜨렸던 사람은 골상학의 창시자 프란츠 요제프 갈(Franz Joseph Gall)이었습

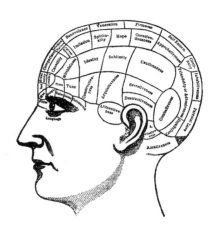

그림 3 · 골상학자들이 생각한 뇌 각 부위별 기능

니다. 골상학은 두개골의 형태와 뇌기능을 연결하려는 시도였죠(그림 3). 골상학자들은 귀 위쪽에 있는 두개골이 잘 발달한 사람은 파괴적, 앞쪽 이마가 발달한 사람은 창조적이라는 식으로 사람을 구분했습니다. 귀 위쪽은 늑대 같은 맹수의 두개골에 잘 발달되었다는 이유에서, 이마 쪽은 사람들이 무언가 골똘히 생각할 때 이마를 만지는 경향이 있다는 이유에서였죠. 갈(Gall)은 골상학 연구를 위해 생전의 성격이 잘 알려진 사람들 300명 이상의 두개골을 수집하고 120명 이상의 머리의 본을 떠서 두상과 그들의 성격을 비교 분석했다고 합니다. 사실 분석은 갈 자신의 자의적 해석에서 벗어나지 못하는 수준이었습니다만.

하지만 골상학은 상당한 대중적 인기를 누렸습니다. 조지 콤(George Combe)이 1827년에 쓴 『사람의 기질(Constitution of Man)』

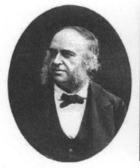

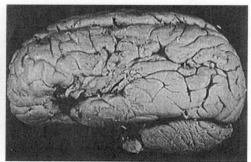

그림 4 · 폴 브로카   그림 5 · 르보뉴 환자의 뇌: 손상된 부위가 브로카 영역

은 10만 부 이상이 팔렸다고 하는데 이 기록은 당시 베스트셀러였던 성경과 존 버니언(John Bunyan)의 『천로역정』의 판매기록에 맞먹을 정도였다고 하니 말입니다. 그러나 같은 학계, 특히 그 당시 세계 의 학계의 중심이었던 프랑스의 과학자들로부터 심하게 배척당했습니 다. 당시 많은 학자들은 뇌의 기능이 부위별로 다르지 않다고 생각했 거든요. 현대의 신경과학에서는 뇌의 기능이 부위별로 다르다는 것 을 정설로 받아들이고 있으니, 갈은 지극히 비과학적인 방식으로 현 대의 뇌과학을 예견한 사람이라 할 수 있습니다.

뇌 기능이 부위별로 다를 수 있다는 가능성을 처음으로 입증한 학자는 폴 브로카(Paul Brocca)라고 할 수 있습니다(그림 4 사진). 그 는 실어증, 우측 반신 마비, 경련발작을 보였던 르보뉴(Leborgne)라 는 환자가 자신의 병원에서 사망하자 그의 뇌를 꺼냈고 망자의 왼쪽 뇌 앞쪽 부위—지금은 브로카 영역이라 불리는—가 망가진 것을 확 인했습니다(그림 5). 브로카는 이 부위와 환자의 실어증을 연관시켜 학계에 보고했고 학계가 이를 받아들이면서 언어기능을 담당하는 뇌의 부위가 존재한다는 것이 공식화되었습니다.

브로카의 1861년 발표 이후 뇌의 부위별 기능을 찾고자 하는 학자들의 노력은 더욱 가열되었습니다. 그로부터 9년 뒤 에두아르드 히치히(Eduard Hitzig)와 구스타프 프리츠(Gustav Fritsch)가 개의 뇌를 전기자극하여 신체 각 부분을 움직이는 데 성공합니다. 개의 뇌에서 움직임을 지배하는 영역(운동영역)을 발견하게 된 것이죠. 데이비드 페리에(David Ferrier)는 곧바로 원숭이에서 이들의 실험을 반복했고, 이를 바탕으로 『뇌의 기능(The function of the brain)』이란 책을 냅니다. 이 책은 뇌수술을 하는 사람들에게 대단한 영향을 주었습니다. 어떤 기능이 있는지도 모르고서 수술을 하던 사람들에게 지도가 주어진 셈이었으니까요.

감각을 담당하는 영역(감각영역)을 실험적으로 찾는 것은 운동 영역을 찾는 것보다 어려웠습니다. 실험동물에게 물어볼 수 없었으니까요. 시각이나 청각, 또는 후각을 담당하는 영역은 상대적으로 쉬운 편이었습니다. 특정 부위를 파괴한 후 실험동물이 어떻게 행동하는지를 보면 되었거든요. 물론 어느 부위를 파괴해야 하는지를 정하는 것은 이미 밝혀진 임상적 사례나 실험 결과를 참고해야 했지만 말입니다. 피부에서 오는 감각을 담당하는 뇌영역은 결국 사람에서 최종적으로 알아냅니다(물론 그 전에 동물실험이 있었습니다). 〈내분비〉 편에서 나왔던 신경외과의인 쿠싱과 또 다른 신경외과의인 와일더 펜필드(Wilder Penfield)의 공이었죠. 방법은 간단합니다. 뇌수술을 하면서 환자의 뇌를 직접 자극하여 환자의 반응을 봤던 거죠. 다른 수술과 달리 뇌수술을 할 때는 환자가 깨어 있는 상태에서 하는 경우가 꽤 있거든요. 그래야 수술을 하면서 환자의 반응을 검사할 수 있기 때문입니다. 이런 수술을 하면서 뇌의 감각영역을 전기 자극하면 환자가 특정 감각을 느낀다고 말했던 거죠. 펜필드의 스승이었던 찰스 셰링턴(Charles Scott Sherrington)은 제자를 무척 부러워했다고 합니다. 셰링턴도 비슷한 실험을 했지만 실험대상이 직접 대답을 해주지는 않았으니까요.

　뇌의 운동영역과 감각영역은 가까이 위치하고 있습니다. 중심고랑을 중심으로 앞에는 운동영역이 뒤에는 감각영역이 있죠(그림 6).

　운동영역이나 감각영역 모두 손이나 얼굴을 담당하는 곳의 면적

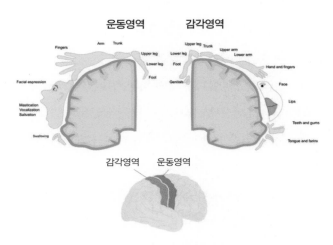

그림 6 · 뇌의 감각 및 운동 영역

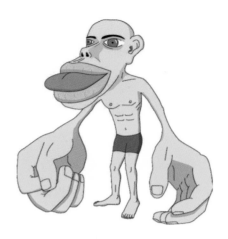

그림 7 · 뇌지도를 바탕으로 재구성한 사람의 모습

이 신체의 다른 부위를 담당하는 곳보다 넓은 편입니다. 뇌에서 차지하는 면적에 따라 사람을 구성해보면 그림 7처럼 특이한 난쟁이(homunculus) 형태가 나옵니다.

이처럼 뇌의 특정 부분에 특정 기능이 존재하는 것을 기능의 국재(localization)라고 표현합니다. 운동영역, 언어영역의 발견 이후 많은 연구자들이 뇌의 어느 부분에 어떤 기능이 있는지 열심히 찾았습니다. 뇌의 특정 부위를 파괴하거나 전기로 자극하고 뇌종양으로 죽은 사람의 증상과 부검소견을 맞춰보고 전쟁에서 뇌를 다치거나 사고로 뇌를 다친 사람의 증상을 연구해서 현대의 우리가 알고 있는 그림 8과 같은 뇌기능 지도를 만들게 됩니다.

기초부터 탄탄하게, 처음 듣는 의대 강의

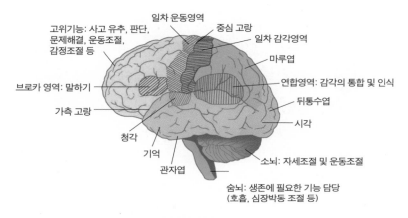

그림 8 · 뇌의 부위별 기능

조직학적 뒷받침

19세기 말에서 20세기 초 뇌의 특정 영역에 특정 기능이 존재하리라는 의견이 점점 득세하고는 있었지만 이를 뒷받침할 만한 조직학적 증거가 부족했습니다. 뇌를 관찰하려면 신경세포를 염색하여 볼 수밖에 없었는데 그 당시의 염색기법으로는 신경세포 자체를 관찰하기도 어려웠을 뿐 아니라 신경세포와 신경세포가 서로 연결되어 있는지 떨어져 있는지를 판단하기 쉽지 않았거든요.

당시 학계는 신경세포가 붙어 있다고 주장하는 사람들과 떨어져 있다고 주장하는 사람들로 나뉘어 있었습니다. 신경세포가 서로 붙어 있든 떨어져 있든 그게 왜 중요하냐고 생각할 수도 있지만 사실

굉장히 중요한 의미가 있습니다. 만약 다 붙어 있다면 뇌가 영역별로 다른 기능을 가지고 있다고 말하기 어렵기 때문이지요. 골지 염색으로 유명한 카밀로 골지(Camillo Golgi)는 1873년 신경세포를 염색할 수 있는 새로운 기법을 소개했지만 이 기법으로도 신경세포가 서로 붙어 있는지 떨어져 있는지를 구별하기는 쉽지 않았습니다.

떨어져 있다고 주장하는 학자들 중 가장 유명한 사람은 산티아고 라몬 이 카할(Santiago Ramon y Cajal)이었습니다. 그는 골지(Golgi)의 염색기법을 활용해서 뇌조직을 염색하고 신경세포가 서로 떨어져 있다고 강하게 주장하죠. 이후 찰스 셰링턴이 떨어져 있는 신경과 근육 사이, 혹은 신경세포 사이에서 신호가 어떻게 전달될 수 있는가에 대한 가설(신경전달물질에 의한 연결)을 제시하여 그 가능성을 인정받습니다. 신경세포와 신경세포가 마주보고 있는 부분을 뜻하는 시냅스(synapse)라는 용어도 셰링턴이 만들었다고 하죠. 셰링턴과 카할, 골지 세 사람은 후에 모두 노벨상을 받습니다. 하지만 골지는 노벨상을 받는 그 순간에도 카할의 주장을 인정하지 않았습니다.

뇌의 고등기능

앞에서는 감각과 운동기능을 통해 뇌의 특정 부위에 특정 기능이 존재한다는 것을 말씀드렸습니다. 그렇다면 뇌의 고등기능이라 할 수 있는 지능이나 기억 혹은 사람의 성격, 감정처럼 개인의 고유한 속성도 그럴까요? 여기서는 그 문제에 대해 얘기해봅시다.

1) 지능

어떤 사람을 똑똑하다고 할 때 그 기준을 무엇으로 잡아야 할지 정하기란 참 어렵습니다. 남보다 많이 아는 것을 기준으로 해야 하는지, 외우는 능력이 뛰어난 것을 기준으로 해야 하는지, 아니면 어떤 일을 해결하는 능력을 기준으로 삼아야 하는지…… 어떠세요? 쉽게 정할 수 있나요? 가드너(Howard Gardner)의 다중지능이론에서는 지능을 8개 이상으로 구분하고 있을 정도이니 지능을 정의하는 일은 결코 쉬운 일이 아닙니다.

17~18세기 학자들은 지능을 어떻게 정의할 것인지에 대해 크게 고민하지 않고 뇌의 크기와 지능을 연관시키려고 했습니다. 짐작하시겠지만 앞서 언급한 폴 브로카를 비롯한 많은 학자들이 뇌가 클수록 지능이 뛰어나다고 믿었죠. 불행하게도 이러한 믿음은 당시의 세계사적 흐름과 함께 인종주의적 색채를 띠게 됩니다. 하버드 대학의 교수였던 루이 아가시(Louis Agassiz, 1807~1873) 같은 이는 흑인은 뇌가 작고 지능이 낮기 때문에 노동자로 부리는 것이 낫다고 주장했으니 말입니다.

똑똑한 뇌에 대한 연구도 있었습니다. 유명한 수학자 가우스의 뇌에 대한 연구, 러시아의 대문호 투르게네프의 뇌에 대한 연구, 주기율표로 잘 알려진 멘델레예프의 뇌에 대한 연구 등이 대표적이죠. 가우스의 뇌는 상당히 복잡한 형태를 보였다고 하고 투르게네프의 뇌는 2,012g이나 나갔다고 하죠. 2,012g이면 일반인들의 뇌 무게보다 50% 이상 무거운 것입니다. 그리고 멘델레예프의 뇌는 이마엽이 월등히 발달한 것으로 알려졌습니다. 이런 보고들을 보면 똑똑한 사람들의 뇌는 일반인들의 뇌와 상당히 다를 것 같지만 일반화할 수 없다는 게 함정입니다.

만약 뇌에서 지능을 담당하는 곳은 어디인가? 라고 묻는다면 선뜻 대답하기 어렵습니다. 그래도 꼭 어느 한 부분을 추천하라고 한다면 아마 대부분의 과학자들은 이마엽(frontal lobe)을 거론할 것 같습니다. 뇌에서 이마엽이 차지하는 비율을 봐도 개는 7%, 원숭이는 17%, 사람은 30%여서 이마엽과 지능의 관계를 짐작하게 해주거든요. 이마엽이 지능과 관계가 있다는 실험적 증거도 많습니다.

개의 양쪽 이마엽을 제거하면 수술 전에는 책상 위에 놓인 음식을 잘 찾던 녀석이 그 능력을 완전히 잃어버립니다. 원숭이의 이마엽을 제거하면 운동기능이나 감각은 정상이지만 행동이 이상해진다고 하죠. 원숭이들은 대부분 지나치다 싶을 정도로 주변에 관심을 보이는 경향이 있는데 이마엽을 제거한 원숭이들은 직접적인 자극에만 조금 반응할 뿐 자신의 주변에서 일어나는 일에 지극히 무관심해 하고 아무 목적 없이 왔다 갔다 하거나 꾸벅꾸벅 조는 행태를 보이죠. 그 외에도 '사교적이지 않고' '놀 줄 모르고' '새로운 환경에 적응하기 힘들어하고' '뭘 잊어버렸는지 기억하지 못하게' 된다고 합니다.

이마엽 얘기가 나오면 꼭 등장하는 사람이 있습니다. 피니어스

기초부터 탄탄하게, 처음 듣는 의대 강의

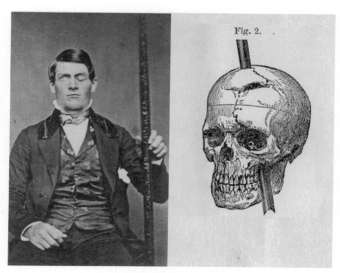

그림 9 · 피니어스 게이지

게이지(Phineas Gage)입니다. 철도 공사현장 감독관이었던 게이지는 길이 1m 이상, 무게 6kg 이상인 쇠막대기가 광대뼈 아래쪽에서 두개골의 정수리 쪽으로 뚫고 나가는 사고를 당했습니다. 게이지가 떨어뜨린 쇠막대기가 바위 위로 떨어지면서 불꽃을 튀겼고 이 불꽃으로 화약이 폭발하면서 쇠막대기를 퉁겨 올렸는데 공교롭게도 그 막대기가 두개골을 뚫고 박혀버렸던 겁니다(그림 9). 목숨은 부지했지만 왼쪽 이마엽이 완전히 망가졌는데 사고 후 사람이 완전히 바뀌었습니다. 판단력이 흐려지고 충동적이 되었으며 참을성이 없어졌다고 합니다.

　조(Joe)라고 불리는 이마엽 수술환자에 대한 얘기도 잘 알려져 있습니다. 뉴욕 주식거래소의 중개인이었던 조는 뇌종양으로 양쪽 이마엽을 제거했는데 수술 후 성격이 변했습니다. 한 가지 일에 계속해서 집중할 수 없게 되었고 자신의 병세나 주변 상황에 대해 무관심해졌고 타인에 대해 적개심을 보이고 아이처럼 굴었다고 전해집니다. 원숭이도 이마엽을 제거하면 적개심이나 무관심을 보인다고 하는군요. 이마엽 종양을 가진 사람들에게서 볼 수 있는 증상을 모아놓은 것을 보면 '주의력 결핍' '판단력 장애' '감정의 변화(유치해짐)' '주위에 대한 무관심' 등이 있는데 조는 이런 증상을 다 보였던 겁니다.

한때 『마시멜로 이야기』란 책이 선풍적 인기를 끌었던 적이 있었죠. 이 책은 마시멜로 실험을 바탕으로 만든 것입니다. 마시멜로 실험이란 네 살 아이들에게 마시멜로를 주면서 당장 먹지 않고 15분을 기다리면 하나 더 주겠다고 했을 때 15분을 견딘 아이들과 그렇지 않은 아이들이 후에 누가 더 성공적인 삶을 사는가를 추적한 실험이죠. 커서 누가 더 성공적인 삶을 살았을지 대충 짐작이 가시죠? 사람들은 이 실험에 관해 얘기할 때 항상 참을성이나 인내를 강조하지만 정작 더 중요한 면은 놓치는 경우가 많습니다. 바로 이마엽의 발달입니다.

이마엽은 여러 정보를 종합하는 능력이 있습니다. 사람들은 이마엽이 종합한 정보를 바탕으로 어떤 일을 할지 말지를 결정합니다. 당장 눈앞에 보이는 마시멜로를 먹어치우고 싶은 충동을 억제하는 것도 이마엽이 하는 일이죠. 먹고자 하는 본능과 15분만 기다리면 하나를 더 얻을 수 있다는 이성적 판단이 충돌할 때 이마엽이 제대로 발달하지 않은 아이들은 본능을 따라가기 마련입니다. 하지만 같은 네 살이라도 다른 아이보다 이마엽이 더 발달한 아이들은 본능을 이겨내고 15분을 견딥니다. 마시멜로 실험은 단순히 참을성 많은 아이가 나중에 성공한다는 것만 말해주는 것은 아닙니다. 다른 아이보다 일찍 뇌가 발달한 아이일수록 나중에 더 좋은 삶을 산다는 내용을 깔고 있습니다. 어찌 보면 당연한 일이죠. 두 부류의 아이들은 서로 출발선이 달랐다고 할 수 있으니 말입니다.

충동을 억제하는 것과 합리적 판단을 내리는 것은 동전의 양면입니다. 이마엽이 손상된 환자들에게서 이 두 가지 측면과 관련된 증상들이 많이 보고되어 있습니다. 버스가 오는 대로 잡아타는 바람에 원래 타야만 하는 버스를 타지 못한다거나 장을 보러 갔다가 사람을 만나 장을 보러 왔다는 사실도 잊어버리고 커피를 마시며 놀다가 집에 온다거나 하는 경우가 대표적이죠. 결정을 잘 내리지 못하는 것도 특징 중의 하나입니다. EVR이라 불리는 환자는 외식을 하러 가면 식당을 고르지 못한다고 알려져 있습니다. 차를 타고 계속 식당을 지나가며 메뉴, 좌석, 환경 등을 평가하느라 결국 고르지 못한다고 하더군요.

이런 사례들을 놓고 보면 이마엽과 지능이 관계가 있어 보입니다만 지능을 이마엽에 국한되지 않은, 뇌의 전 부분에 걸친 활동으로 생각하는 학자들도 많았습니다. 아니 처음엔 이마엽에 국한시켜 생각한 학자들이 오히려 없었죠. 칼 래실리(Karl Lashley)는 대뇌피질을 손상시킨 쥐를 대상으로 미로를 얼마나 빨리 빠져나가는지를 검사했었는데 이 실험에서 미로를 빠져나가는 능력은 손상부위보다는 손상의 크기에 의해 결정된다는 사실이 밝혀졌습니다. 사람에서도 비슷한 연구결과가 있습니다. 베트남전에 참전했던 미군들 중 머리에 관통상을 입은 환자들의 지적 능력도 뇌손상 부위보다는 면적과 더 관계가 깊다는 것이 알려져 있거든요. 이러한 결과들은 특정 부위가 아닌 뇌 전체가 지능에 관여한다는 입장을 지지하는 것입니다.

현재 국내외 연구진들은 기능성 자기공명영상(Functional MRI), 양전자 단층촬영(positron emission tomography: PET) 등을 동원해서 사람의 인지기능을 담당하는 뇌의 부위를 하나하나 찾아나가고 있습니다. 이 작업이 완료되는 시점이 되면 뇌의 지능을 담당하는 곳에 대한 논쟁도 어느 정도 정리가 될 것 같습니다.

2) 기억

올리버 색스의 저서 『아내를 모자로 착각한 남자』에는 기억을 상실한 환자에 대한 얘기가 나옵니다. 49세인 지미는 19세 때의 자신에 대해서는 아주 세밀하게 기억하지만 자신과 얘기를 나누던 의사는 단 2분 동안만이라도 시선을 창밖으로 돌리면 기억하지 못합니다. 지미에게 지나간 30년은 아무 의미가 없었습니다. 그의 기억 속에 존재하지 않기 때문이죠.

지미의 사례에서도 볼 수 있지만 기억은 개인의 정체성 그 자체이며 지능이나 성격 못지않게 개인을 규정하는 중요한 요소입니다.

우리가 기억하는 것은 단순히 우리의 지나간 과거만이 아닙니다. 우리가 생활하는 방식, 여러 자극에 대한 우리의 반응 양식 등 모든 것이 기억의 범주에 속합니다. 만약 이 기억들이 사라진다면 극단적인 경우 개인은 소멸할 수도 있습니다. 여기서 말하는 소멸이란 육체적 소멸까지를 포함하는 개념이며 우리는 그런 사례를 치매에서 볼 수 있습니다.

요즘 '치매' 하면 아, 알츠하이머 병! 이렇게 알고들 있지만 알츠하이머는 원래 의사의 이름입니다. 1906년에 알츠하이머(Alois Alzheimer)는 어느 여자환자의 사례를 발표합니다. 남편에 대한 의부증이 초기 증상이었던 이 환자는 곧 자신의 집을 찾지 못할 정도의 심한 기억상실증을 겪게 되어 정신병원에 들어옵니다. 그 환자의 기억장애는 눈앞에 어떤 물체를 보여준 후 잠시 있다가 그 물체에 대해 물어보면 그것을 봤다는 사실조차 기억하지 못할 정도로 심했다고 합니다. 환자는 처음 증상을 보인 지 4년 반 만에 대소변을 가리지 못하고 주위 자극에 반응을 하지 않고 침대에만 누워 지내다가 마치 태아와 같이 웅크린 자세로 51세에 생을 마감합니다. 증상이 나타난 후 4년 반이면 정말 빠르게 진행한 것입니다. 정말 '소멸'이란 단어에 딱 맞는 진행이죠.

기억과 관련하여 신경의학에 가장 큰 기여를 한 환자는 H.M.이라 불리던 사람이었습니다. 본명은 헨리 구스타프 몰레이슨(Henry Gustav Molaison, 1926~2008)입니다. 환자가 살아 있는 동안은 실명을 밝힐 수 없어 예전 교과서엔 H.M.이라고만 나와 있었죠. 지속적

인 간질과 신경병적 행동 때문에 1953년 양쪽 뇌의 관자엽 앞쪽 2/3
를 제거하는 수술을 받았습니다. 수술 후 간질은 조절되었지만 대신
극심한 기억 상실에 시달렸습니다. 자신의 이름이나 직업, 어린 시
절에 있었던 일들은 기억할 수 있었습니다. 하지만 새로 얻은 정보
를 기억하지 못했습니다. 단기(短期)기억을 장기(長期)기억으로 만
드는 과정에 문제가 생긴 거지요. 새로운 전화번호를 주고 외워보라
고 하면 잠시는 외울 수 있지만 주의를 딴 곳으로 유도한 후 다시 그
전화번호를 외워보라고 하면 기억하지 못했습니다. 그러니 새로 만
나는 사람을 기억하는 것이 불가능했습니다. 그를 수술했던 의사를
만날 때마다 처음 보는 사람처럼 대했으니까요.

관자엽과 기억 사이의 관계를 실험적으로 처음 증명한 사람들은
1887년 브라운(Sanger Brown)과 셰퍼(Edward Albert Schäfer)였습니
다. 그들의 기록에는 관자엽을 제거한 원숭이들이 어떤 물체나 사
람, 동료들을 세심하게 관찰한 후라도 잠시 딴 곳에 주의를 파는 경
우 동일한 대상에 대해 다시 똑같은 행동을 한다고 나와 있습니다.
그리고 그 원숭이들이 다른 야생 원숭이들에게 다가갔다가 크게 혼
이 난 후 마치 그 사실을 잊어버린 양 다시 다가갔다가 똑같이 혼이
나서 쫓겨나곤 했다는 내용도 나와 있습니다. 이러한 사실을 관찰하
고도 브라운과 셰퍼는 관자엽과 기억 사이의 관계에 대해 알아차리
지 못했습니다. 단지 관자엽을 제거하면 지능이 떨어져서 그러한 행
동을 한다고 보았습니다.

사람에서 관자엽과 기억 사이의 관계에 대해 학자들의 주의를 환

기시킨 사람은 와일더 펜필드였습니다. 간질환자를 수술하는 동안 전극으로 관자엽을 자극했더니 환자가 옛 기억을 생생하게 떠올렸거든요. 하지만 펜필드는 이런 실험을 통해 관자엽이 기억을 담당한다는 것을 다른 학자들에게 확신시키지는 못했습니다. 펜필드의 수술을 받은 사람들 대부분이 간질환자였고 옛 기억을 회상하게 했던 관자엽 부위가 간질을 유발하는 부위에서 가까웠기 때문에 학자들이 환자들의 기억을 믿지 못했던 것입니다. H.M.의 사례는 펜필드의 실험을 완전히 증명했다는 점에서 중요하다고 할 수 있습니다.

3) 감정

감정의 뇌과학을 얘기하려면 다윈(Charles Darwin)을 빼놓을 수 없습니다. 다윈은 동물의 감정표현을 개체가 생존을 위해 적응하는 과정에서 얻은 내재적인 것으로 봤습니다. 사람의 감정 또한 동물들과 별반 다르지 않다고 봤죠(그림 11).

둘 사이에 다른 점이 있다면 인간은 기본적 감정을 통제할 수 있는 능력이 있다는 것이었죠. 이러한 다윈의 주장을 당시의 사람들은 쉽게 받아들였습니다. 그리고 존 헐링스 잭슨(John Hughlings Jackson) 같은 학자는 비록 다윈이 감정을 특정한 뇌 부위와 연관 지어 얘기하지는 않았지만 다윈의 주장을 통해 신경계의 구성에 대한 힌트를 얻었죠.

잭슨이 제시한 가설의 기본적인 내용은 신경계는 간단하고 원시

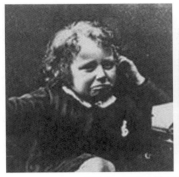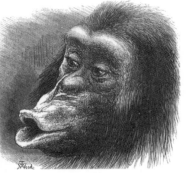

그림 11 · 인간과 원숭이: 표정을 통한 감정의 표출

적인 구조물 위에 복잡한 구조물이 들어서는 방향으로 진화가 이뤄
졌다는 것입니다. 진화의 초기 단계에 획득한 기능은 오래된 구조물
에, 뒤늦게 획득한 기능은 새로운 구조물에 들어선다는 것이죠. 즉,
화를 낸다거나 하는 본능적 감정이나 자동적 움직임과 관련된 기능
들은 원시적인 구조물에 남아 있고 사고나 유추 같은 고등 기능들은
새로운 구조물로 들어선다는 뜻입니다. 해부학적으로 보면 이성은
대뇌 겉질(cortex)에, 기본적 감정과 같은 본능적인 것은 뇌의 하부
구조물에 존재한다는 뜻입니다.

이러한 관점에서 보면 사람이 술을 먹고 주사를 부리는 것은 본
능을 통제하는 이성이 마비된 것으로 설명할 수 있습니다. 잭슨은
이성이 본능을 통제할 수 없는 상태를 '붕괴(dissolution)'라고 표현
했거든요. 이 관점에서 보면 인간의 존엄이나 품위는 본능을 얼마나
통제할 수 있느냐에 달려 있다고도 할 수 있습니다. 프로이트의 이

기초부터 탄탄하게, 처음 듣는 의대 강의

드(id, 무의식 속에 감춰진 또 다른 자아)와 에고(ego, 의식 속에 존재하는 나)라는 개념도 바로 이러한 관점과 맥을 같이 합니다. 앞서 피니어스 게이지의 이마엽 손상 사례에서 게이지가 손상에서 회복된 뒤 완전히 사람이 바뀌었다고 했죠. 충동적이고 의심이 많아졌으며 마치 아이처럼 유치해졌다고요. 이러한 변화도 이마엽의 손상으로 본능을 통제하는 이성이 붕괴되었기 때문이라고 해석할 수 있는 거지요.

대뇌의 통제를 벗어난 감정의 표출과 관련된 실험들은 알려진 것들이 많이 있습니다. 1892년 골츠(Friedrich Leopold Goltz)의 실험이 대표적이죠. 골츠는 개의 대뇌 좌우 반구를 관자엽을 조금만 남겨놓고 거의 다 제거하는 실험을 했습니다. 수술을 받은 개는 아주 사소한 자극에 대해서 공포와 분노를 드러내며 상대를 공격하려 들었습니다. 심지어 먹이를 주거나 쓰다듬는 행위에 대해서도 예외가 없었습니다. 대뇌를 제거했을 때 보이는 공격성은 고양이에서도 확인되었습니다.

월터 캐논(Walter Bradford Canon)은 고양이의 대뇌를 제거하는 실험을 했죠. 대뇌를 제거한 고양이는 대뇌를 제거한 개와 비슷한 반응을 보였는데 캐논은 고양이의 이런 반응이 실제로 화를 내는 것은 아니라는 의미에서 가짜 분노(sham rage)란 이름을 붙였습니다. 필립 바드(Philip Bard)는 캐논의 실험을 좀 더 발전시켰습니다. 먼저 고양이의 대뇌를 제거하여 가짜 분노를 유발한 후 남아 있는 부분을 위에서부터 아래로 잘라나가기 시작했던 거죠. 그는 이 실험에서 시상하부 아래 부분을 잘랐을 때 가짜 분노가 나타나지 않는다는 걸

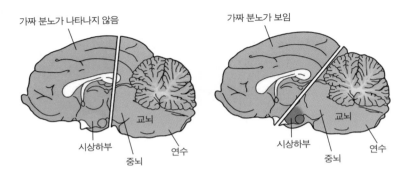

가짜 분노가 나타나지 않음

가짜 분노가 보임

교뇌

시상하부
중뇌
연수

교뇌

시상하부
중뇌
연수

그림 12 · 가짜 분노

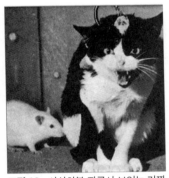

그림 13 · 사상하부 자극시 보이는 가짜 분노

알아냈습니다(그림 12). 그뿐 아니라 화를 내는 고양이에서 볼 수 있었던 징후들, 즉, 혈압 상승, 맥박수 증가, 혈중 당농도 증가, 털이 빳빳하게 곤두서는 것, 눈동자가 확장되는 것 등도 사라졌습니다. 대신 주위의 자극에 대해 무관심해졌고 맥박이 느려졌으며 눈동자는 축소되었습니다.

월터 헤스(Walter Rudolf Hess)도 유사한 실험을 했었습니다. 그는 움직이는 고양이의 뇌 시상하부에 전극을 설치하고 자극했죠. 그랬더니 고양이가 가짜 분노 반응을 보였던 겁니다(그림 13). 이런 실험들은 시상하부가 화를 '표현'하는 데 중요한 역할을 한다는 것을 보여줍니다. 다시 말하면 '화'란 감정이 일어날 때 뇌는 시상하부를

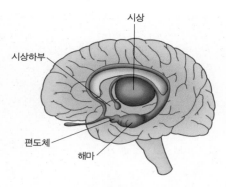

시상

시상하부

편도체

해마

그림 14 · 변연계

통해 그 감정을 표현한다는 뜻입니다.

1937년 제임스 파페츠(James Papez)는 캐논과 바드의 이론을 확대하여 감정과 관련된 뇌의 회로를 제시합니다. 파페츠 회로라고 불린 이 회로는 폴 브로카가 큰 가장자리엽(great limbic lobe)이라고 불렀던 부위와 거의 일치합니다. 라틴어로 limbus란 테두리를 의미하는데 이 부위는 대뇌의 안쪽 벽에 위치하죠. 현대의학에서는 여기를 변연계(limbic system)라고 부릅니다(그림 14).

뇌줄기, 변연계, 대뇌, 이 세 구조물의 발생학적 순서를 보면 대뇌가 가장 최근에, 뇌줄기는 가장 오래전에, 그리고 변연계는 중간 정도에 만들어진 것이죠. 폴 매클린(Paul MacLean)은 이 셋을 두고 파충류의 뇌(reptilian brain), 원시 포유류의 뇌(paleomammalian brain), 신생 포유류의 뇌(neomamalian brain)라고 불렀습니다(그림 15). 파충류의 뇌는 뇌줄기를 말하고 생존에 필요한 가장 기본적인 기능이

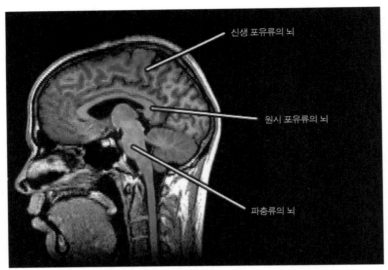

신생 포유류의 뇌

원시 포유류의 뇌

파충류의 뇌

그림 15 · 3중 구조의 뇌

들어 있는 곳, 원시 포유류의 뇌는 변연계를 말하고 인간의 기본적 본능(생식, 감정 등)이 존재하는 곳, 신생 포유류의 뇌는 대뇌 겉질을 말하며 생각하고 결단하는 능력이 있는 곳이라는 의미입니다.

시상하부나 변연계 등은 현대의학에서도 여전히 중요합니다. 시상하부를 제외하고 변연계에서 감정과 관련된 주요 구조물을 하나만 꼽으라고 한다면 아마 편도체가 아닐까 싶습니다. 특히 공포반응과 관계가 깊죠.

편도체가 공포반응과 관련되어 있다는 것은 실험을 통해 알 수 있었습니다. 쥐에게 특정한 소리를 들려주고 얼마 있다가 쥐가 밟고 있는 바닥에 전기자극을 줍니다. 이런 짓을 몇 번 하고 나면 쥐는 소

기초부터 탄탄하게, 처음 듣는 의대 강의

리만 들려주어도 공포에 질립니다. 소리를 듣는 순간 혈압이 상승하고 얼어붙습니다. 하지만 쥐의 편도체를 파괴하면 쥐는 아무리 실험을 반복해도 공포반응을 보이지 않습니다. 사람도 예외가 아닙니다. 심지어 사람은 특정 자극 뒤에 아픈 자극이 따라올 것이라고 겁만 줘도 편도체가 반응할 정도니까요. 병으로 양쪽 편도체가 파괴된 환자는 여러 감정을 나타내는 사람의 얼굴을 대부분 그릴 수 있지만 유독 공포

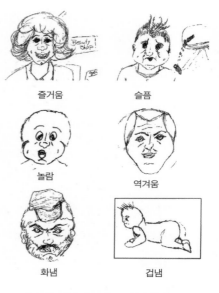

그림 16 · 편도체 손상 환자가 그린 감정표현

에 질린 얼굴만은 그리지 못한다는 것도 알려져 있습니다(그림 16).

　이렇게 소개하고 나니 감정을 관장하는 부위는 모두 변연계를 포함한 오래된 뇌에만 국한되어 있는 것 같습니다만 대뇌의 겉질도 분명 감정과 관련이 있습니다. 단지 자기공명영상, 양전자 단층촬영을 이용한 뇌연구는 비교적 최근의 일이라 밝혀지지 않은 것이 많을 뿐입니다. 더 많은 연구가 진행되고 나면 교과서를 아마 다시 써야 하겠지요.

편측 우세(dominance)

∵

앞에서 특정 기능은 뇌의 특정 부위에 국한되어 존재한다고 말씀드렸습니다. 그렇다면 이런 기능은 좌뇌나 우뇌에 균등하게 분포하는 걸까요? 아니면 한쪽 뇌에만 존재하는 걸까요?

이 질문은 좌뇌아 우뇌아 논쟁과도 관련이 있습니다. 학생들이야 좌뇌니 우뇌니 하는 것에 별로 신경을 쓰지 않겠지만 부모님들은 안 그렇습니다. 일부 학원 선생님들도 마찬가지죠. 한동안 좌뇌아, 우뇌아 얘기가 꽤 있었거든요. 아니 요즘도 여전한 편이죠. 좌뇌아 우뇌아 얘기는 좌뇌를 주로 쓰는 아이, 우뇌를 주로 쓰는 아이에 관한 것입니다. 이 얘기는 좌뇌와 우뇌의 기능이 서로 다르다는 것을 전제로 하고 있습니다. 좌뇌와 우뇌에 대한 논쟁은 꽤 역사가 긴 편인데 잠시 훑어보고 갑시다.

1600년대까지만 해도 유럽 사람들은 팔다리가 대칭이듯 좌·우뇌의 기능 또한 그럴 것이라 생각했습니다. 그래서 대칭의 중심에 놓인 구조물, 예를 들면 뇌들보 같은 것을 중요하게 여겼죠. 데카르트가 뇌의 정중앙에 있는 송과체(pineal gland)를 영혼과 육체가 만나는 기관으로 여겼던 것도 그러한 배경 때문이었습니다. 양쪽 뇌가 동일하다는 인식은 1800년대에 접어들면서 조금씩 흔들리기 시작합니다. 인간의 뇌는 하등동물과 달리 양쪽 뇌의 표면이 완전한 대칭이 아니라는 주장이 나오고 한쪽이 다른 쪽을 보완 또는 반대하는 기능이 있을 것으로 보는 견해가 득세하기 시작합니다. 심지어 좌우 반구

기초부터 탄탄하게, 처음 듣는 의대 강의

를 부부에 빗대어 한쪽은 여자, 한쪽은 남자 역할을 할 것이라는 얘기까지 나오죠. 좌우 뇌의 기능이 서로 다를 수 있다는 가능성을 가장 성공적으로 보여준 사람은 앞서 소개한 폴 브로카입니다. 언어기능이 왼쪽에 있다는 브로카의 보고는 좌우 뇌의 기능이 서로 다르다는 것을 보여주었던 거죠. 브로카는 이를 계기로 좌우 반구의 비대칭이 하등동물과 다른 인간 뇌만의 특징이라고까지 선언합니다.

브로카는 자신의 발견, 즉 왜 왼쪽 뇌에만 언어기능이 있는지에 대한 합리적 이유를 찾아야만 했습니다. 고맙게도 루이 그라티올레(Louis Pierre Gratiolet)와 프랑수아 로레(Francois Leuret)라는 학자들이 발달과정 초기에 왼쪽 뇌가 오른쪽 뇌에 비해 좀 더 무겁다는 주장을 합니다. 브로카는 이를 받아들여 왼쪽 뇌가 오른쪽 뇌에 비해 빨리 발달하기 때문에 언어능력을 가지게 되었을 것이라 주장했고 사람들은 브로카의 이러한 주장을 받아들였습니다. 그런 과정을 거치면서 점점 사람들은 좌뇌는 우등한 뇌, 우뇌는 열등한 뇌라고 인식하기 시작합니다.

로버트 루이스 스티븐슨(Robert Louis Stevenson)이 쓴 『지킬 박사와 하이드(Strange case of Dr. Jekyll and Mr. hyde)』도 이러한 과학적 풍조를 배경으로 탄생한 작품입니다. 지킬 박사가 좌뇌라면 하이드는 우뇌를 대변하는 셈이죠. 이 소설이 탄생하고 9년이 지난 1895년 루이스 캠벨 브루스(Lewis Campbell Bruce)는 실존했던, 두 가지 성격을 가진 사람에 대한 논문을 발표합니다. 간질 환자인 논문 속 주인공은 간질이 일어날 때마다 완전히 다른 성격의 사람으로 변하곤 했다고 하죠. 한 유형은 웰시(Welsh) 지방 사투리를 쓰고 부끄럼을 많이 타고 의심을 잘 하는 성격이며 다른 유형은 정통 영어를 유창하게 하고 파괴적이며 도둑질을 일삼는 성격으로 묘사됩니다. 웰시 사투리를 쓸 때는 왼손을 사용하고 영어를 사용할 때는 오른손을 쓰는 것으로 나옵니다. 웰시 사투리를 쓸 때는 우뇌를, 영어를 유창하게 말할 때는 좌뇌를 쓰는 셈인 거죠.

다중인격은 영화의 단골 소재입니다. 이 문제는 법적인 문제와도 관계있습니다. 만약 내 안의 또 다른 내가 내가 원하지 않은 일을 해서 처벌을 받게 되면 그것이 과연 온당한가 하는 문제입니다. 실제로 1977년 윌리엄 스텐리 밀리건(William Stanley Milligan)이란 사람은 강간 등을 이유로 기소되지만 다중인격장애(multiple personality disorder)를 내세워 풀려난 뒤 정신병원에 수감됩니다. 미국 법정에서 인격장애를 이유로 감옥 대신 병원치료가 선고되기는 윌리엄이 처음이었습니다. 그에게서 발견된 인격은 약 20가지 정도였다고 하죠. 요즘도 법정에서 술에 취하거나 약에 취해서 저지른 범죄를 다룰 때 나오는 '심신미약'이란 용어도 좌뇌와 우뇌에 대한 논의가 시발점이었다고 할 수 있습니다.

좌뇌는 우등한 뇌, 우뇌는 열등한 뇌라는 인식은 '~손잡이'에도 영향을 미쳤습니다. 왼손잡이, 즉 우뇌를 사용하는 것은 열등한 것이고 오른손잡이, 즉 좌뇌를 사용하는 것은 좋은 것으로 받아들인 것이죠. 그래서 사람들은 억지로 왼손잡이를 오른손잡이로 바꾸려고 들었습니다. 요즘은 외국 사람들 중에 왼손잡이가 많지만 옛날

기초부터 탄탄하게, 처음 듣는 의대 강의

에는 그렇지 않았던 모양입니다. 그런데 이렇게 억지로 바꾸면 말을 더듬는 부작용이 뒤따랐습니다. 몇 년 전에 개봉한 〈킹스 스피치(King's speech)〉에서도 이런 내용이 나오죠. 조지 6세에게 치료사가 언제부터 말을 더듬게 되었냐고 묻자 조지 6세는 이렇게 대답합니다. "선왕께서 내가 어릴 때 왼손 쓰는 것을 못마땅하게 여겨서 억지로 오른손을 쓰게 했는데 그 이후부터였던 것 같다"고.

학부모들 또는 학원 선생님들 사이에 나오는 좌뇌와 우뇌 얘기는 위와 궤를 같이 합니다. 하지만 예전처럼 좌뇌는 우등, 우뇌는 열등이란 개념은 아닙니다. 단지 서로 다른 능력을 보이는 뇌란 의미가 강합니다.

뇌기능의 국재를 얘기하면서 좌뇌에는 언어기능이 있다고 말씀드렸습니다. 그러면 우뇌에는 언어기능이 없나? 이렇게 생각할 수 있겠습니다. 그건 아닙니다. 좌뇌와 좀 다르지만 우뇌에도 언어기능이 있습니다. 좌뇌를 다쳐 소위 브로카 실어증이 온 사람도 화가 나서 감정적인 말을 뱉을 때는 정상적으로 한다고 알려져 있습니다. 브로카 당시의 유명한 신경과 의사였던 존 헐링스 잭슨이 이 사실을 발견하고 좌뇌는 수의적 말하기(의도적 말하기)를 우뇌는 불수의적 말하기(본능적·감정적·자동적 말하기)를 담당한다고 주장했습니다. 잭슨의 주장은 지금도 여전히 설득력이 있습니다. 우뇌를 다친 사람은 말 속에 담긴 미묘한 의미나 감정을 파악하지 못하는 경우가 많거든요. 예를 들면 "너 잘났다"라는 말을 들으면 그 속에 담긴 비아냥을 눈치 채지 못한다는 뜻입니다. 이런 사람들은 다른 사람들의 농담도 알아듣기 어렵습니다. 사회생활 하기 참 어렵겠죠.

좌뇌에 수의적 언어기능이, 우뇌에 감정적 언어기능이 있다는 것은 뇌기능의 국재란 개념이 확장, 적용된 것이라 할 수 있습니다. 이것을 두고 뇌기능의 편재(lateralization)라는 용어를 씁니다. 또는 일측 반구 우세(dominance)라고도 하죠. 현대의 좌뇌, 우뇌 얘기도 이것과 무관치 않습니다. 뇌기능의 편재에서 본 좌뇌와 우뇌의 기능은 그림 17과 같습니다.

좌뇌를 주로 쓰는 사람은 1) 오른손을 쓰고 2) 말을 잘하고 3) 계산에 능하고 4) 분석적인 반면, 우뇌를 주로 쓰는 사람은 1) 감정적이고 2) 공감각이 뛰어나고 3) 창의적이고 4) 예술적인 경향이 있다고 할 수 있습니다. 좌뇌아에 대한 전형적 묘사라면 "교실에서 얌전하고 책읽기도 잘하고 계산도 잘하며 숙제나 준비물을 빠트리는 법이 없다. 하지만 미술이나 음악, 체육은 잘 못하고 작문은 그런대로 하는데 그렇다고 독창적이지는 않다." 우뇌아는 "활동적이며 공간감각이 뛰어나 축구를 할 때 포지션을 잘 잡는다. 가끔 숙제나 준비물을 잊어먹는다. 계산을 할 때 답은 정확히 구하는데 과정을 잘 설명하지 못한다. 예술적인 면이 뛰어나고 작문에서 철자는 많이 틀리지만 내용은 독창적이다."

어떤가요? 어느 쪽이 열등하다고 하긴 어렵죠? 그러나 아무래도 초등학교 선생님들은 범생이 같은 좌뇌아를 더 선호하겠죠. 초등학교에서 제일 먼저 배우는 글 읽기나 계산에서도 좌뇌아가 더 유리한 편이죠. 수학을 예로 들면 우뇌아는 직관적으로 답을 알아내지만 풀

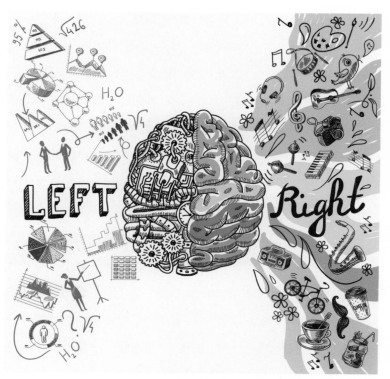

그림 17 · 좌뇌 vs 우뇌 기능

이과정을 잘 설명하지 못하기 때문에 괜한 오해를 받을 때가 많습니다. 차근차근 푸는 과정을 생략하다보니 학년이 올라가며 수학이 점점 어려워질수록 성적이 떨어질 수 있습니다.

사람들이 선호하는 직업들, 즉, 의사, 법관, 교사, 교수 등이 좌뇌아가 진출하기 좋은 직업이라고들 하죠. 지금까지는 좌뇌아가 지배하는 세상이었다고도 할 수 있습니다. 하지만 요즘은 시각이 많이

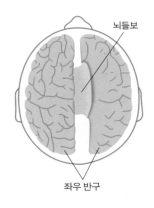

뇌들보

좌우 반구

그림 18 · 뇌들보

바뀌었죠. 스티브 잡스 같은 사람이 우뇌아의 전형이라는 얘기가 나오니까요. 앞으로는 시대가 바뀔 겁니다.

뇌기능이 좌우로 편재되어 있으니 좌우 반구가 서로 협력하는 것이 매우 중요합니다. 좌우 반구의 협력에 제일 중요한 구조물은 뇌의 가운데 있으면서 두 반구를 서로 연결하는 뇌들보입니다(그림 18). 1600년대의 유럽 학자들이 중요하게 생각했던 그 구조물말입니다.

뇌들보의 중요성은 분리 뇌(split brain) 실험을 통해 잘 알려졌습니다. 분리 뇌란 뇌들보를 앞에서 뒤로 잘라 대뇌 반구를 좌우로 분리하는 것을 말합니다. 사람을 대상으로 했지만 실험을 위해 한 것은 아닙니다. 간질 발작이 너무 심해서 약으로 다스릴 수 없는 사람에게 행했던 수술이었습니다. 이런 수술을 받은 사람을 대상으로 좌우 뇌가 어떻게 서로 교통하고 있는지 알아본 실험이 바로 분리 뇌 실험입니다.

이 실험을 이해하기 위해서는 두 눈을 통한 시각정보가 어떻게 처리되는지 알 필요가 있습니다. 그것부터 먼저 보도록 하죠.

반대측 시야(視野)에서 눈에 들어온 상은 망막에 도달한 곳에 따라 시각처리경로가 달라집니다. 망막의 정중앙을 중심으로 코 쪽 망막에 맺힌 상은 뇌의 중앙선을 넘어 반대쪽 뒤통수엽으로 전달됩니

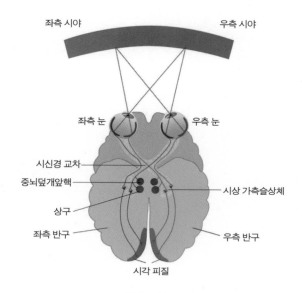

그림 19 · 시각 뇌경로

다. 코 쪽이 아니라 반대쪽, 즉 바깥쪽 망막에 맺힌 상은 중앙선을 넘지 않고 동측의 뒤통수엽에서 처리되죠. 왼쪽 눈 시야는 오른쪽 뇌가 담당하고 오른쪽 눈 시야는 왼쪽 뇌가 담당한다고 이해하시면 됩니다(그림 19).

분리 뇌 실험은 실험대상의 왼쪽 눈 시야 혹은 오른쪽 눈 시야에 물건을 보여준 후 그것이 무엇인지 묻는 방식으로 진행되었습니다. 실험 방식은 그림 20과 같습니다.

만약 물체를 왼쪽 눈 시야(오른쪽 뇌가 지배함)에 보여주고 환자에게 무엇을 보았는지 물어보면 환자는 대답하지 못하거나 못 보았다

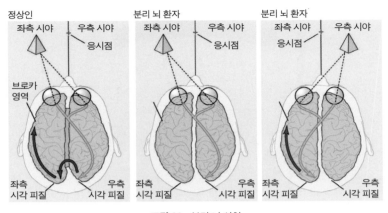

그림 20 · 분리 뇌 실험

고 말합니다. 오른쪽 뇌로 들어온 정보를 왼쪽 뇌에 전해서 왼쪽 뇌의 언어중추를 통해 얘기해야 하는데 그 정보를 전해주는 길(뇌들보)이 끊어져 있기 때문입니다(그림 20의 가운데 그림). 그렇다고 해서 환자가 물체를 보지 못한 것은 아닙니다. 환자에게 자신이 본 것을 왼손을 이용해서 잡아보라고 하면 할 수 있으니까요. 다시 말하면 환자는 물체를 보기는 하지만 말만 못하는 겁니다. 이런 환자에게 물체를 오른쪽 눈 시야(왼쪽 뇌가 지배함)에 보여준 후 환자에게 무엇을 보았는지 물어보면 환자는 아무 문제 없이 대답합니다. 비록 오른쪽 눈에서 오는 정보는 끊어져 있지만 왼쪽 눈으로 들어온 정보가 왼쪽 뇌에 있는 언어중추로 전달될 수 있기 때문인 거죠. 이 연구로 로저 스페리(Roger W. Sperry)는 1981년 노벨상을 받습니다.

인식 불능: 뇌를 들여다보는 창

신경계에 대한 얘기가 길어지고 있네요. 신경계를 단 몇 쪽에 쓴다는 것은 불가능한 일이라고 미리 말씀드렸습니다. 말초신경계와 자율신경계를 포함해서 쓸 내용은 산더미 같지만 더 길게 쓰지는 않겠습니다. 끝내기 전에 뇌의 기능을 들여다볼 수 있게 하는 인식 불능에 대해 기술할까 합니다. 나머지 내용들은 대학에서 더 배우시기 바랍니다. 우선, 인식 불능의 종류와 증상을 얘기하기에 앞서 인식과 인식이 처리되는 뇌의 영역에 대해 조금 말씀드릴까 합니다.

『아내를 모자로 착각한 남자』에는 올리버 색스가 환자에게 장갑을 보여주며 이것이 무엇이냐고 묻는 장면이 나옵니다. 환자는 이렇게 대답하죠. "표면이 단절되지 않고 하나로 이어져 있어요. 주름이 잡혀 있군요. 음, 또 주머니가 다섯 개 달려 있는 것 같군요. 음, 말하자면…" 결국 환자는 그 물건이 장갑이라는 사실을 맞히지 못했습니다. 이 얘기는 보는 것과 아는 것, 즉 감각과 인식이 어떻게 다를 수 있는지를 극명하게 보여줍니다. 사람들은 대부분 보는 것과 아는 것을 구별하지 않지만 감각과 인식은 분명히 다른 것입니다.

위의 환자가 장갑을 인식하는 데 필요한 정보들은 1) 시각정보 2) 촉각정보 3) 사물에 대한 기억 4) 이름정보 등일 겁니다. 시각만으로 해결될 수 있는 문제가 아니죠. 여러 정보들이 함께 처리되고 그 정보들이 통합되는 과정을 거쳐야만 합니다. 이러한 처리가 이뤄

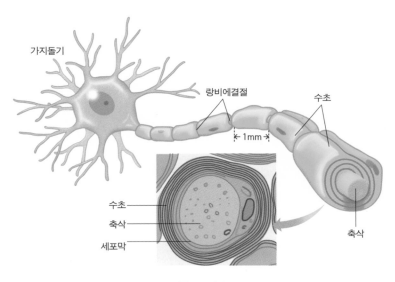

가지돌기

랑비에결절

수초

←1mm→

수초

축삭

세포막

축삭

그림 21 · 수초

지는 곳은 뇌에서 소위 연합피질 혹은 연합영역이라 불리는 곳입니다. 영어로는 association cortex라고 하죠. 국내의 생리학 교과서에서는 '연합'이라는 단어를 사용하여 부르지만 영어에는 association 즉 '연관'이라는 단어로 표시하고 있습니다. 학습에 관여하는 숱한 감각적 자극들이 서로 연결됨과 동시에 이전의 경험들과 서로 연관된다는 의미이죠.

연합영역에 대해 의미를 부여한 학자는 파울 플레크지히(Paul Flechsig)였습니다. 폴은 뇌신경의 수초화(myelination)에 관심을 가졌죠. 신경은 전기신호를 가지돌기에서 받아 축삭을 통해 다른 신경세포로 전달합니다. 전선에 절연을 해야 전기를 잘 보내듯 축삭도

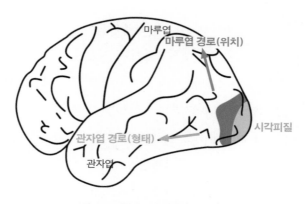

그림 22 · 시각정보가 처리되는 경로

수초(myelin)라는 것으로 둘러싸야만 신호를 잘 전달할 수 있는데 뇌에서는 발달이 느린 곳일수록 수초화가 더디죠. 뇌의 이마엽 같은 곳은 수초화가 매우 늦게 끝납니다. 사춘기 이후에도 계속되거든요. 파울은 수초화가 늦는 곳일수록 지능을 담당할 가능성이 높다고 보았고 이런 부분을 연합피질(association cortex)이라고 불렀습니다. 폴이 지목했던 부위는 현대 신경의학에서 얘기하는 부위와 정확하게 일치하지는 않습니다. 현재는 네 군데(마루엽, 관자엽, 이마엽, 변연계)의 연합영역을 얘기하고 있습니다.

자, 그러면 시각이 처리되는 것을 생각해봅시다. 시각은 뒤통수엽이 담당하죠. 일단 뒤통수엽에 도착하면 시각은 두 가지 경로로 나뉘어 처리됩니다. 공간에서의 위치와 관련된 정보(위치, 움직임, 속도)는 마루엽 쪽을 향하고 형태에 관한 정보(색, 형태, 질감)는 관자엽 쪽으로 향합니다(그림 22). 이 정보들은 결국 마루엽이나 관자엽의

'연합영역'이라 불리는 곳으로 연결됩니다.

올리버 색스의 환자를 생각해봅시다. 장갑의 형태에 대한 시각정보 중 형태에 대한 정보는 관자엽에 있는 연합영역으로 갔을 겁니다. 그러면 뇌는 그 정보를 받아서 그러한 형태의 물건이 어디에 쓰였던 물건인지에 관한 정보를 찾을 겁니다. 만약 그 정보를 찾지 못하면 형태를 보기는 하지만 정체는 알지 못하게 될 겁니다. 즉 인식하지 못하게 되는 것이죠. 뇌에는 적어도 네 군데의 연합영역이 있다고 말씀드렸습니다. 연합영역이 고장 나서 나오는 증상들은 우리의 예측을 불허하는 수준입니다. 자, 그럼 한번 예를 들어볼까요?

1) 신체인식불능증(asomatognosia)

올리버 색스의 책 『아내를 모자로 착각한 남자』 속 여러 사례 중 하나인 〈침대에서 떨어진 남자〉에는 이런 내용이 나옵니다.

… 짓궂은 간호사 하나가 해부실에 몰래 들어가 발 하나를 꺼내 와서는 내가 곤하게 자고 있는 동안 침대 속에다 집어넣는 장난질을 한 거였어요. 이런 생각이 들자 안심이 되긴 했어요. 하지만 장난질치고는 도가 좀 지나치다는 생각이 들어서 그 지랄 같은 것을 침대 밖으로 내던진 거랍니다.. (중략).. 내가 그걸 침대 밖으로 던졌는데 내 몸까지 딸려 내려간 거예요. 게다가 그게 내 몸에 붙어 있어요! 이걸 보세요! (중략) 이게 내 다리라고요? 설마 내가 내 다리도 못 알아본다고 말하고 있는 건 아니겠죠?

이러한 증상을 신체인식불능증이라고 합니다. 자신의 신체를 보면서도 그것이 자신의 신체가 아니라고 부정하는 증상이죠. 우뇌 마루엽 연합영역이 망가지면 나오는 증상 중 하나입니다. 이와 비슷한 증상을 보이는 것이 질병인식불능증(anosognosia) 입니다. 이 증세는 팔다리가 마비되거나 반신불수가 와도 몸이 그런 상태라는 것을 인식하지 못하는 경우를 말합니다. 이것도 우뇌의 마루엽 연합영역과 관계가 있습니다.

2) 공간인식불능증(spatial agnosia)

마루엽의 병변은 공간감각의 소실과도 관련이 있습니다. 가장 대표적인 것으로는 반대쪽 공간 무시(neglect)를 들 수 있습니다. 우측 뇌의 마루엽 부위가 손상되었다고 하면 반대쪽인 왼쪽 공간 속 사물들을 인식하지 못하게 되는 증상을 말합니다. 이런 환자들은 왼쪽 공간을 무시하기 때문에 면도를 할 때 왼쪽 콧수염을 깎지 않습니다. 음식을 왼쪽에 두면 먹을 것을 주지 않는다고 불평하죠. 시계를 그릴 때도 12에서 6까지는 그려도 왼쪽 공간에 놓인 숫자들은 그리지 않습니다(그림 23). 심지어 자신이 잘 알고 있는 거리를 머릿속으로 상상하게 하면 오른쪽에 놓인 건물들은 기억해도 왼쪽에 놓인 건물들은 떠올리지 못합니다. 놀라운 것은 그 거리의 다른 쪽 끝에서 거꾸로 거리를 바라본다고 가정하고 건물들을 떠올리게 하면 방금 전에 떠올리지 못했던 왼쪽에 있는 건물들은 기억해내지만(이제는 오른쪽에 존재하니까요) 반대로 금방 떠올렸던 오른쪽에 있었던 건

대상 환자의 그림

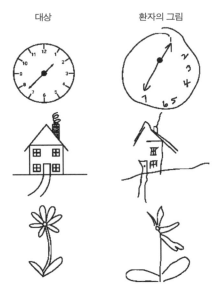

그림 23 · 우측 마루엽이 손상된 환자가 그린 그림

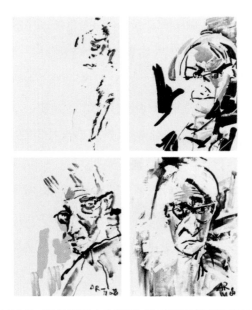

그림 24 · 우뇌 마루엽 손상 환자가 회복과정 중에 그린 자화상

물들은 떠올리지 못한다는 사실입니다. 어느 화가가 우뇌의 마루엽이 망가졌다가 서서히 회복되는 과정 중에 그린 자화상은 마루엽과 공간감각의 관계를 잘 보여줍니다(그림 24).

3) 구성행위상실증(constructional apraxia)

공간감각이 떨어져서일까요? 마루엽에 병변을 가진 환자들 중에는 사물의 구조와 배열을 잘 인식하지 못하는 경우가 있습니다. 이런 환자들은 성냥으로 특정한 모양을 만든 뒤 그대로 따라서 배열해보라고 하면 하지 못합니다. 성냥이 아니라 특정한 그림, 예를 들면 입체의 전개도 등을 보고 따라 그리게 해도 할 수 없습니다.(그림 25) 구성행위상실증이라고 합니다. 하지만 이런 환자들도 그 사물이 무엇

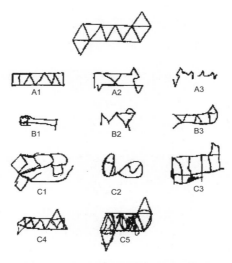

그림 25 · 구성행위상실증 환자의 보고 따라 그리기

인지를 인식하는 데는 문제가 없습니다. 공간 감각이 감소하면 추상적인 공간 지각력도 영향을 받습니다. 수를 다루거나 책을 읽는 것이 어려워지죠. 단어 내의 글자 배열이나 수의 자릿값도 일종의 공간적 배열이기 때문에 그렇습니다.

4) 얼굴인식불능증(prosopagnosia)

『아내를 모자로 착각한 남자』에서 환자가 장갑을 보고 만지면서도 끝내 그 물건이 장갑이라는 것을 맞히지 못했던 사례를 말씀드렸습니다. 이 사례는 촉각과 시각이 인식의 단계에 이르기 위해서는 그 사물에 대한 정보와 결합이 되어야 함을 보여줍니다.

관자엽 연합영역의 주변에는 시각, 청각, 촉각, 그리고 언어와 기억을 담당하는 곳이 모여 있습니다. 관자엽 연합영역이 손상되면 위 사례의 환자와 같은 증상을 보이게 됩니다. 보기도 하고 만져서 느낄 수도 있지만 그것이 무엇인지 모르는 증상, 소위 인식불능증(실인증: agnosia)을 보이게 됩니다. 인식불능증 중 특히 얼굴을 인식하지 못하는 경우를 얼굴인식불능증이라고 합니다. 일반인들도 가끔 다른 사람의 얼굴을 기억하지 못하는 경우가 있지만 얼굴인식불능증 환자의 증세는 우리가 상상할 수 있는 수준을 넘어섭니다. 얼굴 특정 부위에 사마귀가 있거나 특별한 안경을 썼거나 특징적인 흉터가 있다면 이 단서들을 기초로 누군지 기억해내기도 하지만 그런 경우가 아니라면 그 얼굴이 누구의 얼굴인지 알아차리지 못합니다. 어떤 얼굴인식불능증 환자는 거울에 비친 자신과 악수하려 손을 내밀기도 합니다.

5) 시각인식불능증(visual agnosia)

얼굴인식불능증의 환자의 예는 관자엽 연합영역의 손상과 관련이 있었습니다. 관자엽이 손상될 때 나타나는 인식불능증의 예로 알려진 것은 지각성 실인증(apperceptive agnosia)과 연관성 실인증(associative agnosia) 두 가지가 더 있습니다.

지각성 실인증 환자는 어떤 물체를 보여준 후 그것을 그려보라고 하면 따라서 그리지 못합니다. 하지만 그 물체가 무엇인지는 압니다(그림 26의 윗그림). 연관성 실인증 환자는 지각성 실인증 환자와는 반대입니다. 물체를 그대로 따라 그리기는 하지만 그 물체가 무엇인지는 대답하지 못합니다(그림 26의 아래 그림).

이 두 가지 실인증은 시각이 인식으로 변환되려면 적어도 두 가지 과정, 즉 1) 시각정보를 물체 전체의 형상으로 종합하는 과정, 2) 통합된 정보를 기존의 정보와 연관시키는 과정을 거쳐야 함을 보여줍니다. 이러한 측면에서 본다면 지각성 실인증은 물체를 인식하는 첫 번째 과정, 즉, 시각정보를 물체 전체의 형상으로 종합하는 과정에 문제가 발생한 경우라 할 수 있습니다. 반면 연관성 실인증은 시각적 인식의 두 번째 과정, 즉 통합된 형상을 그 형상이 가지고 있는 의미와 연관시키는 과정에 문제가 생긴 경우로 볼 수 있습니다. 손상부위도 이러한 가설과 일치합니다. 지각성 실인증은 관자엽의 뒤쪽, 연관성 실인증은 관자엽의 앞쪽이 망가질 때 나오거든요. 시각

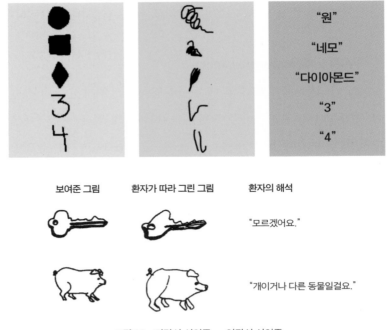

보여준 그림	환자가 따라 그린 그림	환자의 해석

"모르겠어요."

"개이거나 다른 동물일걸요."

그림 26 · 지각성 실인증 vs 연관성 실인증

정보가 뒤통수엽에서 관자엽으로 흐르고 관자엽의 뒤쪽이 앞쪽보다는 더 원시적인 정보인 시각의 일차적 통합과정을 다룬다고 보니까요.

6) 실독증(alexia)

실인증의 종류 중에는 글자를 읽지 못하는 것도 있습니다. 실독증, 또는 읽기언어상실증이라 하고 영어로는 alexia라고 합니다. 옛 기록에 보면 '돌에 머리를 맞은 후 다른 기억은 멀쩡한데 글자에 대

한 기억만 잊어버렸다'거나 '정말 놀라운 건, 이 환자는 쓸 수는 있
는데 자신이 쓴 것을 읽지는 못한다'고 나와 있습니다. 이 증세는 망
가진 뇌의 부위에 따라 실서증(쓰기불능증(agraphia))이나 실어증
(aphasia)과 동반되는 경우가 종종 있습니다.

실독증은 언어와 관계가 있어서인지 좌뇌 쪽에서 병변이 발견되
는 경우가 많습니다. 특히 시각을 담당하는 뒤통수엽 근처나 마루엽
과 뒤통수엽 경계 부위, 혹은 뇌들보 뒤쪽이 손상될 때 나타납니다.
모두 시각과 관련이 있는 부위들이죠. 아마도 시각정보와 언어정보
사이의 연결이 끊어져서 나타나는 증상으로 생각하고 있습니다.

이제 제 강의는 여기서 마치기로 하겠습니다. 제 강의에서 이해
가 안 되는 부분이 있으면 언제든지 메일을 주십시오. 직접 찾아오
셔도 됩니다. 제 연구실은 의과대학 505호입니다.

1장. 세포

- S. Finger. Origins of Neuroscience. A History of Explorations into Brain Function. Oxford University Press (1994) p.25~26.
- J. M. Pascual et al., GLUT1 deficiency and other glucose transporter diseases. European Journal of Endocrinology (2004) 150; p.627-633.
- http://brainbeans.net/history/2 : The first direct recorded action potential by Hodgkin and Huxley.
- www.documentingreality.com/forum/f240/giovanni-aldini-real-frankenstein-88719/
- www.awesomestories.com/asset/view/MEET-GALVANI-and-VOLTA

2장. 순환계

- W. Bynum. The History of Medicine, A very short introduction (2008) p15.
- B. Chikly. Who discovered the lymphatic system? Lymphology (1997) 30; p.186~193.
- S. Finger. Origins of Neuroscience: A History of Explorations into Brain Function. Oxford University Press (1994) p.9~10, p.280~284.
- W. B. Fye. The origin of the heart beat: a tale of frogs, jellyfish, and turtles. Circulation (1987) vol 76; p.493~500.
- R. Gordon. The Alarming History of Medicine. Amusing Anecdotes from Hippocrates to Heart Transplants. St. Martin's Griffin (1993) p.10.
- J. M. S. Pearce. Malpighi and the Discovery of Capillaries. European Neurology

(2007) 58; p.253~255.

- R. Porter. Blood & Guts. A short History of Medicine. W. W. Norton & Company (2002) p.60~64.
- J. N. Langley. The Autonomic Nervous System. Cambridge, U. K.: Heffer (1921).
- E. E. Verheijck et al., Distribution of Atrial and Nodal Cells Within the Rabbit Sinoatrial Node: Models of Sinoatrial Transition. Circulation (1998) 97; p.1623-1631.
- C. Zimmer. Soul Made Flesh. The discovery of the brain and How it Changed the World. Free press (2004) p.164~166.

3장. 호흡계

- S. Finger. Origins of Neuroscience: A History of Explorations into Brain Function. Oxford University Press (1994) p.27.
- C. Zimmer. Soul Made Flesh. The discovery of the brain and How it Changed the World. Free press (2004) p164~166, p.212~214.
- http://www.goddessgift.com/goddess-myths/goddess-Ondine.htm

4장. 비뇨기계

- R. A. Pizzi, Developing diuretics. From mercurials to the thiazides, these "urine promoters" have proved to be some of the most prescribed therapeutics. Modern Drug Discovery (2003) February p.19~20.
- http://www.nnsg.com/kidneystoria.htm

5장. 소화기계

- A. Clericuzio. Chemical and mechanical theories of digestion in early modern medicine. Studies in History and Philosophy of Biological and Biomedical Science (2012) 43; p.329~337.

- P. P. Bertrand and R. L. Bertrand. Teaching basic gastrointestinal physiology using classic papers by Dr. Walter B. Cannon. Advance in Physiology Education (2007) 31; p.136~139.
- J. D. Huizinga et al., Interstitial cells of Cajal, from structure to function. Frontiers in Neuroscience (2013) vol 7, p.1~3.
- R. Porter. Blood & Guts. A short History of Medicine. W. W. Norton & Company (2002) p.66.
- C. S. Roberts. William Beaumont: the Man and the Opportunity. Clinical Methods: The History, Physical, and Laboratory Examinations. 3rd edition.

6장. 내분비계

- P. M. F. Bishop. The history of the discovery of Addison's disease. Proceedings of the Royal Society of Medicine (1949) vol XLIII; p.35~42.
- G. W. Corner. Herbert Mclean Evans (1882-1971), A Biographical Memoir. National Academy of Sciences (1974).
- J. Glyn. The discovery and early use of cortisone. Journal of the Royal Society of Medicine (1998) vol 91; p.513~517.
- M. Karamanou et al., Milestones in the history of diabetes mellitus: The main contributors. World Journal of Diabetes (2016) vol 7(1); p.1~7.
- J. Magner. Historical Note: Many steps led to the 'discovery' of thyroid-stimulating hormone. European Thyroid Journal (2014) 3; p.95~100.
- C. C. Quianzon and I. Cheikh. History of insulin. Coaction (2012) p1~3.
- D. R. Shaffer 저. 송길연, 장유경, 이지연, 정윤경 역. 발달 심리학 6판. Thomson, 시그마 프레스 (2005) p.619~620.
- J. R. Tata. One hundred years of hormones. EMBO reports (2005) vol 6; p.490~496.

- The Isolation of Thyroxine and Cortisone: the Work of Edward C. Kendall. JBC Centennial 1905-2005: 100 years of Biochemistry and molecular biology. The Journal of Biological Chemistry (2002) vol 277: p.21~23.
- http://www.thecanadianencyclopedia.ca/en/article/the-discovery-of-insulin/

7장. 신경계

- S. Finger. Origins of Neuroscience. A History of Explorations into Brain Function. Oxford University Press (1994) p33~48, p134~145, p.265~411.
- M. S. Gazzaniga. The split brain revisited. (1998) Scientific American. p.51~55.
- 올리버 색스. 아내를 모자로 착각한 남자. 이마고 (2006).

그림 자료 출처

/

© 안승철

58쪽, 65쪽(그림7), 69쪽, 80쪽, 91쪽, 132쪽(그림17), 134쪽, 204쪽(그림15)

© shutterstock.com

16쪽, 17쪽, 24쪽(그림3), 26쪽, 28쪽, 70쪽, 103쪽, 114쪽, 116쪽, 130쪽, 132쪽(그림18 왼쪽), 135쪽, 140쪽, 143쪽, 149쪽, 154쪽, 168쪽, 171쪽, 174쪽, 181쪽, 189~190쪽(그림4), 202쪽, 206쪽, 209쪽, 218~219쪽, 223쪽, 225쪽, 247쪽, 249쪽

© 전미혜

24쪽(그림2), 29쪽, 35쪽, 38쪽, 40쪽, 45쪽, 47~50쪽, 52쪽, 66쪽, 76~78쪽, 81~84쪽, 86~87쪽, 92쪽, 94쪽, 97쪽, 99쪽, 115쪽, 118~121쪽, 123~124쪽, 126쪽, 131쪽. 132쪽(그림18 오른쪽), 133쪽, 142쪽, 144쪽, 150쪽, 162~163쪽, 165쪽, 173쪽, 175~177쪽, 188쪽, 190쪽(그림5), 199쪽, 204쪽(그림16), 238~239쪽, 248쪽, 250쪽, 252~253쪽

찾아보기

/

기초부터 탄탄하게,
처음 듣는 의대 강의

1판 1쇄 펴냄 2018년 10월 18일
1판 8쇄 펴냄 2024년 2월 15일

지은이 안승철

주간 김현숙 | **편집** 김주희, 이나연
디자인 이현정, 전미혜
마케팅 백국현(제작), 문윤기 | **관리** 오유나

펴낸곳 궁리출판 | **펴낸이** 이갑수

등록 1999년 3월 29일 제300-2004-162호
주소 10881 경기도 파주시 회동길 325-12
전화 031-955-9818 | **팩스** 031-955-9848
홈페이지 www.kungree.com
전자우편 kungree@kungree.com
페이스북 /kungreepress | **트위터** @kungreepress
인스타그램 /kungree_press

ISBN 978-89-5820-557-9   03510